wiebke riekenberg

W0402658

hey Du!

krebs –
meine reise durch die krise
um fliegen zu lernen

Literareon

MIX
Papier aus verantwortungsvollen Quellen
FSC® C083411
FSC
www.fsc.org

Bibliografische Information der Deutschen Nationalbibliothek:
Die Deutsche Nationalbibliothek verzeichnet diese Publikation in der Deutschen Nationalbibliografie.
Detaillierte bibliografische Daten sind im Internet über http://dnb.d-nb.de abrufbar.

Das Werk ist urheberrechtlich geschützt. Sämtliche, auch auszugsweise Verwertungen bleiben vorbehalten.

© 2020 Wiebke Riekenberg

Buchgestaltung: Mathias Mensch
Fotografien: Mathias Mensch, privat

Printed in EU
Literareon im utzverlag
Tel. 089 – 30 77 96 93 | www.literareon.de

ISBN 978-3-8316-2213-9

Die Geschichte einer jungen Frau, die mit 39 Jahren an Brustkrebs erkrankte und Frauen dieser Welt zurufen möchte, dass eine Krebsdiagnose auch eine Chance sein kann. Die Chance auf das echte Leben, auf Frieden und Erfüllung …
Die Geschichte ist für alle Frauen wertvoll, die eine Sehnsucht spüren und ihren eigenen Wert im Leben vielleicht (noch) nicht kennen.

Dieses Buch richtet sich an betroffene Menschen, an Menschen, die sich von diesem Buch angezogen fühlen, an betroffene, begleitende Menschen, an Menschen, die einen Zugang zum Umgang mit Krebs suchen, an neugierige Menschen, an Menschen, die sich für Menschen und den Sinn unseres Daseins interessieren, an Menschen, die an einer positiven Krebsbiografie interessiert sind. Berührungsängste werden genommen.
Dieses Buch ist auch wertvoll für Menschen, die große Angst vor Krebs haben. Ich wünsche ihnen, die Barriere zu überwinden und sich dem Thema zu nähern. Die Angst vor Krankheit, unabhängig davon, ob es sich um Krebs oder ein Virus wie derzeit Corona handelt, spiegelt uns Menschen, dass wir einen Mangel an Urvertrauen haben, was darauf basiert, dass es in unserem tiefen Inneren etwas gibt, das nach Heilung ruft. Indem wir uns unseren Herzen und unseren Gefühlen zuwenden, haben wir die große Möglichkeit, wieder ins Vertrauen zu kommen. Angst schwächt unser Immunsystem, Vertrauen bringt Stärke. Dieses Buch vermittelt dem Leser Impulse, ins Vertrauen zu kommen.

Ich liebe Menschen.

Ich widme ihnen dieses Buch und ich wünsche ihnen,

dass sie sich Zeit nehmen, in ihr Herz zu fühlen.

Hey du!
Ich war da, wo du bist.
Und ich kann fühlen, was es mit dir macht.
Du bist so viel mehr, also du glaubst …

PS: Dieses Buch stammt direkt aus meinem Herzen … Es ist das Buch, das ich mir als einen Begleiter in der Zeit von Krankheit und vielleicht auch schon davor gewünscht hätte! Möge es dir zeigen, dass du nicht allein bist auf deinem Weg und mit deinen Gefühlen. Ich wünsche dir, dass es dir ein Lächeln ins Gesicht und viel Liebe ins Herz zaubert und dass es dir Kraft und Inspiration gibt.

Das Buch ist von mir für DICH. Von Herzen.

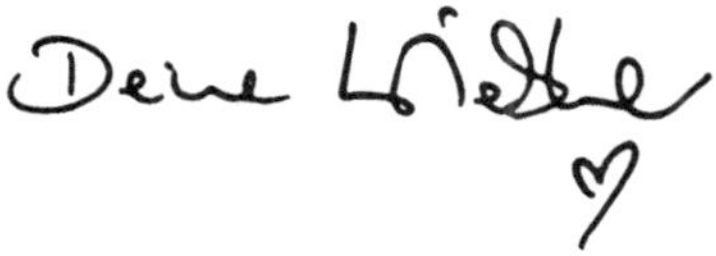

Inhalt

Prolog

Ich war da, wo du bist.
Und weiß, was es mit dir macht.
Wie es sich anfühlt.

Ich gucke dir in die Augen, in das Tor zu deiner Seele.
Und ich sehe dich.

Ich sehe einen so wundervollen Menschen.
Ich sehe deine riesengroße Angst.
Ich sehe deine große Verletzung.
Ich sehe deine Zweifel.
Ich sehe deine Gedanken an den Tod.
Ich sehe deine Ohnmacht.
Ich sehe, wie dein Atem stockt.

Ich halte dich, in meinen Gedanken, ganz fest.

Deine Welt hält an für eine Zeit, sie dreht sich nicht mehr weiter.
Und doch dreht sie sich da draußen, alles geht weiter.
Das Plätschern im Bach, der Lärm der Stadt.
Doch bei dir ist es still, du bist wie taub.
Alles wie durch Watte.
Der freie Fall …

Wohin …?

In diesem Moment hast du nichts mehr unter Kontrolle. Da geschieht etwas mit dir.
Es passiert. Es passiert dir.

Dein Körper hat Krebs.
Es gibt diese vermeintlich bösen zerstörerischen Zellen in deinem Körper.
Hast du dir selbst vertraut? Deinem Körper vertraut?
Jetzt ist jegliches Vertrauen weg, du fühlst dich hilflos, fremdbestimmt.

Du denkst kurz an deine eigene Beerdigung und schiebst sie wieder weg. NEIN!

Die oft gefühlte Wertlosigkeit ist so präsent.
Hast du es nicht verdient, zu leben?
Alle anderen haben es besser. Alle anderen sind besser.
Zerstörerische Gedanken.

Du bist wie betäubt.
Du fühlst dich machtlos.

Dein bisheriges Leben ist mit einem Schlag vorbei.
Es wird nie wieder sein, wie es war.

Du bist starr. Kein Schreien. Keine Tränen.

Du beginnst, zu funktionieren.

Angst. Angst vor dem Tod.
Dein Mund ist trocken, dein Hals zugeschnürt.

♡

Erst nach und nach wirst du die Flamme des Lebens, die da ganz zart in dir brennt, entdecken.

Du selbst kannst sie zu einem Feuer entfachen, zu einem wunderschönen, wärmenden, leuchtenden und lebendigen Feuer entfalten.

Du hast ein einzigartiges, helles Licht in dir.

Unsere Erde ist heller und freundlicher durch dein Licht.

Weißt du eigentlich, wie wertvoll du bist?
Erkenne und lebe, wer du bist.
Sei einfach du selbst.
Ich weiß, dass das „einfach" oft das Schwerste ist.

In diesem Buch findest du meine eigene Wahrheit.
Ich spreche keine universell gültige Wahrheit. Die gibt es für mich auch gar nicht. Jeder einzelne Mensch nimmt die Realität durch den Filter seiner Ansichten, Assoziationen und Deutungen wahr.
Es sind meine Erlebnisse, Erfahrungen, Wahrnehmungen und Interpretationen von allem, was ich bin, was ich erlebt habe, was ich empfinde, verstehe und lebe.
Ich bringe hier meine persönliche Welt und meine Sicht darauf zum Ausdruck.

Hey du!

Ich spüre, dass in deiner Welt gerade alles durcheinandergeraten ist. Es ist nichts mehr wie vorher, vielleicht fühlst du dich wie erstarrt, wie im freien Fall, oder nimmst das Leben wie durch eine Wattewand wahr. Du bist hilflos und verletzt und gleichzeitig funktionierst du mit ungeahnter Kraft und gehst die notwendigen Schritte …

Dass du mein Buch jetzt in den Händen hältst, ist kein Zufall. Auf eine unsichtbare Weise sind wir verbunden, und ich möchte dir zeigen, dass du großartig und niemals allein bist.

Es sind bei mir jetzt fünf Jahre vergangen seit der Diagnose, die mein Leben in vielerlei Hinsicht verändert hat.

Ich habe unendlich viele neue Erfahrungen gesammelt. Es waren nicht immer leichte Erfahrungen, aber überwogen haben bis heute die glücklichen und erfüllenden. Ich bin überzeugt, die Summe unserer vielfältigen Erfahrungen macht uns erst zu den großartigen, facettenreichen Menschen, die wir, jeder im Einzelnen, sind. Und wir sind so viel stärker, als wir es je vermutet hätten.

Auch wenn es für dich unerreichbar und kaum vorstellbar wirkt, kann diese schwere Phase deines Lebens zu etwas ganz Großem, zu einer Befreiung, zu einer Chance für dich werden.

Für mich ist es so.

Ich empfinde es so, als würde ich endlich die Hauptperson in meinem eigenen Lebensfilm sein und das Drehbuch auch selber mitgestalten und schreiben. Mit eigenen authentischen Gefühlen und einem Handwerkskoffer im Gepäck ausgestattet, den ich für die verschiedenen Situationen, die mir das Leben bietet, einsetzen kann.

Du hast jetzt die große Möglichkeit, mehr über dich zu lernen und Zusammenhänge des Lebens besser zu verstehen. Der mögliche Weg ist wirklich spannend und hilft dir, die vielen inneren Fragen zu beantworten, erfüllter zu leben und inneren Frieden zu erlangen.

Hier ist eine kleine Übung für dich.

♡

Stell dir vor, du setzt dich auf einen Stern hoch oben im Universum und guckst runter auf die Erde, du beobachtest dich. Du siehst dich in einigen Jahren, in deiner wunderbarsten Form, gesund, strahlend, fit und um einiges weiser und gereifter. Da ist dieser innere Frieden in dir und ein Leuchten, das du ausstrahlst.
Halte inne und genieße diesen Anblick! Nimm dir Zeit dafür. Rufe ihn dir immer wieder ins Gedächtnis! FÜHLE, wie sich diese wunderbare Version von dir fühlt! Fühle, wie diese wundervolle, kraftvolle Version von dir dich fest in den Arm nimmt, dich hält und dir Liebe und Energie gibt. Tanke diese Liebe und Kraft. Fühle sie.

Diese Übung kannst du täglich durchführen. Versuche, dich sooft wie möglich am Tag in deiner besten Version zu sehen und zu fühlen.

Ich liebe das Zitat von Anäis Nin:

> *»Und dann kam der Zeitpunkt,*
> *wo das Risiko, in einer Knospe*
> *verschlossen zu bleiben, schwerer wog*
> *als das Risiko, zu erblühen*

Bitte nutze deine Chance!

Der Krebs kann dein Weckruf und Wendepunkt sein und dich in ein bewussteres Leben führen. Du kannst aus der Rolle des Opfers aussteigen, denn das bist gar nicht du. Du bist kein Opfer. Du bist Gestalter deines Lebens. Du bist so viel mehr, als du dir gerade vorstellen kannst. Ich wünsche dir Zuversicht und Mut. Es gibt diesen Weg für dich.
Ich möchte dir in diesem Buch von mir und meinem Weg erzählen und dir daran zeigen, dass auch DU gewachsen aus dieser Phase deines Lebens hervorgehen kannst. Der Weg an sich ist nicht immer leicht, aber es tun sich immer und immer wieder kleine Oasen des Glückes auf, die dich nähren und leiten. Du kannst sie finden. Wir alle können sie finden, wir müssen sie nur sehen und erkennen. Aus meiner Erfahrung der letzten Jahre weiß ich, dass sich jeder Schritt auf diesem Weg lohnt. Ich danke täglich für meine Entwicklung auf meinem Lebensweg.

Ich habe vor der Diagnose ein nach außen wunderschön wirkendes Leben geführt. Ich dachte, so, wie ich mein Leben lebte, müsse alles sein, das wäre das erstrebenswerte Leben für mich.

Wer war ICH?
Ein inneres Verlangen, herauszufinden, wer ich wirklich war, und mich dafür starkzumachen, spürte ich eventuell ganz fein, aber ich hatte nie gelernt und verstanden, dass ich überhaupt wichtig war, dass ich eine individuelle und einzigartige Person bin, die genau so, wie sie ist, richtig und perfekt ist, mit allen Sonnen- und Schattenseiten. Einfach mal querzudenken und mein Leben und mich richtig ehrlich zu reflektieren, entsprach mir nicht. Ich war nicht bereit und fühlte mich

nicht stark genug, für mich zu handeln. Ich hatte es auch nie gelernt. Ich erfüllte die Anforderungen, die mein Leben an mich stellte und die ich für wichtig hielt, ich passte mich an und versuchte, nach außen zu gefallen. Ich fühlte mich in meinem „perfekten" Leben im Rückblick aber oft innerlich leer. Ich war nicht verbunden mit mir selbst, fühlte mich irgendwie falsch und war mein allergrößter Kritiker, an Selbstliebe war gar nicht zu denken. Ich fühlte, dass ich nicht authentisch war. Ich lebte eine Mischung aus Teilen von mir und Rollenbildern, die ich unterbewusst übernommen hatte. Diese lebte ich mit Perfektion, dabei spürte ich unterschwellig, dass da irgendetwas nicht stimmte. Ich spürte mich nicht mehr richtig und hatte verloren, wer ich tief in mir bin und eigentlich schon immer war.

Ich erzähle in diesem Buch meine Geschichte. Du hast eine ganz eigene Geschichte. Du gehst deinen ganz eigenen Weg. Ich habe eine gute Freundin, die mit einer Krebsdiagnose individuell ganz anders umging als ich und ihren eigenen Weg damit ging und geht. Alles ist immer richtig. Wir Menschen können uns nicht vergleichen und uns in eine Schublade stecken. Jedoch habe ich beobachtet, dass es sehr viele Frauen gibt, die, wie ich früher, nicht ihren wahren Wert kennen und leben und die hinter all ihrem Schein eine große Traurigkeit zurückhalten – bewusst oder unbewusst.

Wenn du jetzt denkst, Hilfe nein, ich will doch mein Leben gar nicht verändern, kann ich das gut verstehen, aber ich kann dich beruhigen. Meine Erfahrungen gehören zu mir. Du hast deine ganz eigene Geschichte. Ich gebe dir, wenn du magst, nur einen Impuls, hinzufühlen, ob es da eine Stimme in dir gibt, eine Sehnsucht, die dir etwas sagen möchte.

Wenn du dich innerlich für dich weiterentwickelst, hat das mögliche Auswirkungen auf das Außen, aber aus meiner Erfahrung kann ich sagen, dass sämtliche Auswirkungen auf lange Sicht gesehen positiv sind, und sie fühlen sich so wertvoll und richtig an. Alles, was richtig ist und zu dir gehört, alles, was in Liebe ist, bleibt in deinem Leben. Du kannst jedoch sehr viel Lebensqualität gewinnen.

Geprägt davon, gefallen zu wollen und mich dem Außen anzupassen, den Erwartungen zu entsprechen, um keine Ablehnung und damit Schmerz zu erfahren, habe ich früh verlernt, auf meine innere Stimme und mein Herz zu hören. Ich habe allen anderen Menschen mehr vertraut und geglaubt als mir selbst. Heute weiß ich, dass ich große Mauern um mein Herz und meine Seele gebaut hatte, um mich vor Schmerz zu schützen.

Ich bin überzeugt davon, dass viele Frauen krank werden, weil sie ihren eigenen Wert früh vergessen, vergraben oder gar nie kennengelernt haben und nicht leben, wer sie eigentlich wahrhaftig sind. Wenn wir Menschen auf Dauer JA zu etwas sagen und uns entsprechend verhalten, aber eigentlich NEIN meinen, führt das aus meiner Sicht dazu, dass wir nicht uns selbst leben, Gefühle unterdrückt werden und sich blockierte Emotionen im Körper festsetzen. Die Lebensenergie wird geschwächt und fließt nicht mehr frei, der Körper reagiert auf diese inneren Konflikte des Menschen und entwickelt vielfältige Symptome und Krankheitsbilder.

Über körperliche Symptome und Krankheiten bekommen wir also die Information ACHTUNG, und wir können hinschauen und Ursachen erforschen.

Neben dem Bekämpfen der Symptome ist es aus meiner Sicht elementar wichtig, die Ursachen der Erkrankung zu erforschen und damit aus der Opferrolle zu schlüpfen und zu einem selbstbestimmten Menschen zu werden.

Für mich war der Brustkrebs in sehr aggressiver Form ein Weckruf in

erheblichem Ausmaß. Bei all meiner gelebten Disziplin und meiner inneren Angst, mich dem Leben zu stellen, hatte ich alle vorherigen Weckrufe nahezu überhört oder einfach nicht als solche verstanden.
Die Erkrankung forderte mich heraus, mich mir selbst zu stellen, schonungslos ehrlich und mit großer Beständigkeit. Ich hatte die große innere Ahnung, dass es genau das war, worauf es zu diesem Zeitpunkt ankam. Ich konnte, wollte ich leben, dieser Herausforderung nicht mehr entkommen.
Natürlich konnte ich mich im Therapierahmen nur Schritt für Schritt auf diesen wichtigen Weg machen. Aber ich ging es an und es fühlte und fühlt sich bis heute immer richtig an.
Ein wichtiger Aspekt war in meinem Fall auch die innere Stimme, die wie durch eine Betonwand leise, aber immer wiederkehrend im entscheidenden Moment doch zu mir durchgedrungen ist. Ich glaube, das Hinhören hat mir letztendlich das Leben gerettet. Diese innere Stimme ist die Verbindung zu unserer wahren Essenz.
Diese Verbindung nach innen ist so wichtig, bitte höre und fühle hin! Vielleicht meldet sich deine Stimme auch leise bei dir, jedoch hast du keine Muße und kein Interesse, hinzuhören. Wir Menschen sind wohl so, dass wir oft erst reagieren, wenn wir keine Wahl mehr haben.
JETZT hast du aber doch die Wahl, hinzuschauen, es ist nie zu spät, dich selbst kennenzulernen, und wenn du magst, und das ist oft das Schwerste, DICH lieben zu lernen.
Ich bitte dich von Herzen, mach dich auf, gehe diesen Weg, aus Liebe zu dir selbst, weil du es dir wert bist.
DU bist EINZIGARTIG, DU bist unendlich WERTVOLL. Du bist WUNDERVOLL. Ich liebe dieses Wort. Es bedeutet, DU bist VOLLER WUNDER. Und … Wunder geschehen!
DU bist mit all deinen Farben und all deinen Facetten WUNDER-

SCHÖN! Genau so, wie du bist, bist du gemeint. Auch wenn du es wahrscheinlich nicht fühlen kannst, genau DU bist ein großartiges GESCHENK für diese Welt. DU bist auf dieser Erde, um dein Licht zu leben und auszustrahlen. Dafür bist du hier! Du wirst geliebt und gebraucht.

Mein Leben hat sich seit der vermeintlich unheilvollen Diagnose sehr verändert. Ich lebe bewusster und liebe mein Leben, und ich habe mir und meinem Umfeld so viel mehr zu geben. Das Besondere ist auch, dass ich jetzt einfach echt ICH bin. Das ist ein unbeschreibliches Gefühl. So gut ich kann, schreibe ich jetzt mein Drehbuch selbst!

Ich spüre jeden Tag große Dankbarkeit, große Verbundenheit mit mir und dem Leben. Ich danke für meinen Lebensweg, den ich eingeschlagen habe. Es war höchste Zeit.

Ja, der Krebs ist ein Teil meiner Vergangenheit, meines Weges. Er hatte eine Aufgabe.

Ich erzähle dir von so vielen meiner Entwicklungen in dem Buch, eine möchte ich schon hier benennen. Ich bin eine viel authentischere Mutter geworden, ich weiß, dass ich mein Bestes für meinen Sohn gebe und ihn durch mein Wissen bestmöglich in seinem Leben begleiten und auf das weitere Leben vorbereiten kann. Früher war ich eher unsicher und von Angst geleitet. Heute verstehe ich mich und die Zusammenhänge des Lebens viel besser. Ich kann meinen Sohn mit einer neugewonnenen Kraft und inneren Stärke in seiner Entwicklung unterstützen. Auch traue ich mich viel bewusster, NEIN zu sagen und Grenzen zu setzen, denn ich vertraue mir und meiner inneren Stimme. Dieses Selbstvertrauen ist ein großartiges Fundament für mein Sein.

Eine Krebsdiagnose führt uns immer den möglichen Tod vor Augen. Jedoch weiß kein Mensch, wann es seine natürliche Zeit ist, zu gehen. Du nicht, die Menschen in deinem Umfeld nicht, die Gesündesten und

die Kranken nicht. NIEMAND. Umso mehr ist es kostbar, bewusst zu leben. Jeden Tag.
Zum Licht gehört übrigens immer der Schatten. Das Licht ist wunderschön, es hat eine großartige, energiespendende Kraft in sich. Doch kannst du es nur wirklich wahrnehmen und schätzen, wenn du den Schatten kennst.
Ich bin mir sicher, dass du, wenn du dich dazu aufmachst, deinen Weg zu gehen, dein wunderschönes Licht noch stärker ausstrahlst und die Welt damit heller und schöner machst.
Es ist so schön, dass es dich gibt.
Gib niemals auf! Ich glaube immer an dich!

Deine Wiebke

PS: Ich erinnere mich gut daran, als ich zu Beginn der Erkrankung und Therapie begann, Bücher zu lesen, in denen Frauen von ihrer akuten Krankenphase der Krebserkrankung berichteten. Es war mitunter schwer für mich, war ich doch selbst von Angst und Schmerz betroffen. So legte ich ein großartiges Buch für eine lange Zeit beiseite, weil mich die Erzählungen der Autorin persönlich so nah berührten und meine damalige Angst noch verstärkten. Dadurch las ich dann jedoch auch die Entwicklungen und die stärkenden Botschaften der betroffenen Frau, die mich sehr inspirierten und mir halfen, erst viel später. Falls es dir ähnlich ergehen sollte, möchte ich dir empfehlen, doch einfach den betreffenden Teil zu überspringen und ihn erst dann zu lesen, wenn dein Gefühl dazu stimmt. Du wirst fühlen, welche Kapitel und Teilpunkte wertvoll für dich sein könnten.

Nachtrag: Während ich dieses Buch schrieb, erkrankte mein neunjähriger Sohn an Diabetes Typ 1.

Es war eine erneute Herausforderung, die da nun in erster Linie mein Kind und dann uns als Familie „HERAUS-FORDERTE“. Dank meiner Entwicklung, die ich in diesem Buch beschreibe, bin ich nicht wieder in eine Schockstarre wie zu Zeiten der Krebsdiagnose gefallen. Vielmehr habe ich diese Krankheit meines Sohnes als eine Botschaft angenommen, die unsere ganze Familie betraf. Mir war bewusst, dass wir die großen Zusammenhänge genauer angucken mussten, um die Botschaft der Krankheit zu entschlüsseln. Also machte ich mich mit großer Willensstärke auf diesen Weg. Mit meinem neuen Bewusstsein und meiner Stärke kann ich heute eine bestmögliche Unterstützerin und Mutter sein. Ich fühle mich nicht als Opfer, ebenso wenig nimmt mein Sohn eine solche Haltung ein. Wir wissen, dass wir gemeinsam diese Krankheit verstehen werden.

Die Stolpersteine unseres Lebens
führen uns auf unseren Weg
zu uns selbst

Du stolperst, du fällst und stehst wieder auf.
Dein Knie ist aufgeschlagen. Alles schmerzt.
Du hebst den Stein auf, der dich so ins Wanken brachte.
Auf dem Boden siehst du mit neuen Augen.
Das Kleine wird groß.
Der Stein ist magisch.
Er spiegelt und du siehst dich selbst.
WER bist DU?

Das ist die Chance, dich selbst zu finden.
Dich kennenzulernen.
Dich besser zu verstehen.
Durch diesen Stein.
Danke.

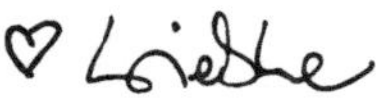

1.
Mein Weg vor der Erkrankung

Jeder Mensch, aus welchem Kulturkreis auch immer, hat seine eigene Geschichte mit eigenen individuellen Gegebenheiten, Prägungen und Entwicklungen.

Was wir Menschen alle suchen, sind Liebe und Anerkennung. Danach streben wir oft ein Leben lang. Werden wir von unseren Eltern als Baby angenommen, anerkannt und geliebt, ist das Überleben in der ersten menschlichen Phase des hilflosen Babys gesichert. Dieses Streben ist ein Urinstinkt, der uns leitet. In uns erwachsen gewordenen Menschen sind oft noch die kleinen Mädchen oder die kleinen Jungen zu finden, die so sehr nach dieser Harmonie, Liebe und Anerkennung im Außen streben.

Ich wurde 1975 in Norddeutschland auf dem Land geboren. Von außen betrachtet wuchs ich in geordnetem Rahmen auf. Ich hatte alles, was ich vermeintlich zum Leben brauchte. Ich hatte Eltern, Großeltern, Geschwister, Tiere, die Natur, Freundinnen, Hobbys, ich ging in den Kinderspielkreis und zur Schule. Die Sommerferien verbrachte ich oft mit den Geschwistern und der Oma an der Nordsee. Ich war eine durchschnittlich gute Schülerin und später eine sehr ehrgeizige Studentin. Es gab Pflichten und Freiheiten für mich. Die Umstände, unter denen ich heranwuchs, und auch mein eigener Antrieb führten dazu, dass ich früh selbstständig wurde. Das ist der äußere Blick auf meine Kindheit.

Ich wurde wie alle Kinder durch das familiäre Umfeld, durch gesellschaftlich herrschende Strukturen, durch Schule und viele weitere Einflüsse geprägt. Meine Eltern haben ihre eigenen Geschichten und ich möchte nicht bewerten, inwieweit sie mein Leben geprägt haben. Die Biografien meiner Eltern sind sehr ergreifend, mitunter von Krieg, Flucht, Anpassung und eigenen Barrieren geprägt. Ich glaube, dass es nicht der Sinn des Elternseins ist und es Eltern generell nicht möglich ist, ihren Kindern alles recht zu machen und sie perfekt zu fördern. Eltern geben ihr Bestes auf ihre Weise, aber die Lebensumstände und individuellen Möglichkeiten von Menschen führen zu unterschiedlichsten Entwicklungen von Kindern. Kinder trainieren durch individuelle Umstände ihre Seelenmuskeln und gehen mitunter geprägt von ihren Erfahrungen ihren ganz eigenen Lebensweg mit individuellen Kräften und Eigenschaften. Aus Schwächen können große Stärken erwachsen. Ich bin heute davon überzeugt, dass jeder Mensch nach seinen Möglichkeiten immer das Beste gibt und dass das Leben für jeden von uns Herausforderungen und Lektionen bereithält, mithilfe derer wir wachsen und uns entwickeln. In den menschlichen Zellen sind Prägungen unserer Vorfahren mehrerer Generationen gespeichert, die wir mit in unser Leben bringen, die uns herausfordern und begleiten und die wir zu bewältigen haben.

Erst einmal ist ein Kind aber von den Eltern absolut abhängig. Erst viel später wird sich der erwachsene Mensch seiner Prägungen bewusst und kann Möglichkeiten ergreifen, sich mit seiner Kindheit und den Prägungen aktiv auseinanderzusetzen.

Ich bin schon immer ein sehr sensibler Mensch gewesen, was ich lange für eine Schwäche hielt. Hohe Sensibilität ist in Wahrheit eine große Gabe, doch spüre ich bis heute in meiner Welt und der Gesellschaft noch immer großes Unverständnis dafür. So wurde ich als Kind für meine Emotionalität, für meine Tränen oder mein Erröten ausgelacht und begann, mich für meine Emotionen und meine Eigenheiten zu schämen. Ich wurde, wie ich gerne sage, als Kind „nebenbei" groß und es gab wenig Aufmerksamkeit und Kapazitäten für meine wahren Bedürfnisse. Als Kind fügte ich mich in das Familiengefüge wie auch das Gesellschaftsgefüge bestmöglich ein. Generell habe ich mich selbst, als

die Person, die ich war, in verschiedenen Umgebungen oft als „nicht richtig“ und abgelehnt gefühlt und war oft von Scham begleitet.
In jeglicher Hinsicht schlüpfte ich früh in Rollen, um zu gefallen. Ich machte schon früh alles mit mir allein ab. Ich passte mich unbewusst den Anforderungen und Umständen an, um möglichst wenig Ablehnung zu erfahren.
Meine eigene Meinung kritisch zu äußern, traute ich mich oft nicht, aufsteigende Wut schluckte ich herunter, oftmals zeigte sie sich in Form von Tränen. Aus verschiedenen Gründen lernte ich, Wut zu vermeiden. Im Erwachsenenalter konnte ich schließlich Wut in entsprechenden Situationen nicht mehr spüren. Innerlich setzte sich diese Wut fest. Konfliktsituationen scheute ich und konnte mich in solchen nicht behaupten. Das Mädchen, das ich war, fühlte sich oft nicht richtig, und so traute ich meinen eigenen Emotionen und mir immer weniger. Ich verlernte, mir selbst zu vertrauen.
Beurteilten mich andere Menschen, nahm ich diese Urteile an, ohne meinen eigenen Selbstwert und ein Selbstbewusstsein zu kennen. Ich identifizierte mich mit diesen fremden Urteilen, ohne sie zu hinterfragen. Andere hatten vermeintlich recht und ich zweifelte eher an mir. Meinen Gefühlen traute ich nicht mehr und fand sie falsch. Ich hatte nicht gelernt, mich zu positionieren oder mich für mich einzusetzen. Ich war im Außen eher leise und selten laut. Zeigte ich Widerstand und widersprach, so fühlte ich mich hinterher, als hätte ich dazu kein Recht. Schuldgefühle und ein schlechtes Gewissen begleiteten mich und ich verdrängte eine eigene Meinung.
Mit vertrauten Freundinnen war ich im Teenageralter frei und ich selbst. Sobald ich mich jedoch im Außen unsicher und weniger wertvoll und irgendwie nicht richtig fühlte, begann ich unbewusst, Rollen zu spielen. Mein eigenes ICH verschmolz mit diesen Rollen. So wirk-

te ich nach außen durchaus selbstbewusst, zielstrebig, freundlich und strahlend, doch war ich innerlich unsicher und ungefestigt, eine große Dysbalance.
Durch die Tatsache, dass es wichtig für mich war, Stimmungen zu erspüren, um mich im Außen anzupassen und zu positionieren, wofür mir meine Gabe der Sensibilität nützte, entwickelte ich ein großes Empathievermögen. Zum einen ist das eine große Qualität im Zusammensein und in der Zusammenarbeit mit Menschen, zum anderen erschwert es oft mein Leben aber auch dahingehend, dass ich viele Stimmungen verschiedenster Menschen erfasse, ohne es zu wollen. Fast unbewusst ging und gehe ich auf diese Stimmungen ein und passte mich an. Zudem schaffte ich es nicht, negative Stimmungen von mir fernzuhalten, und sie belasteten mich. In einem späteren Teil des Buches beschreibe ich noch genauer, was es bedeutet, in hohem Maße empathisch zu sein.
Ich beendete die Schule und studierte mit Einser-Examen. Ich war in vielen Bereichen möglichst perfekt, damit ich, wie ich heute weiß, keine für mich schmerzende Kritik erhielt. Ich richtete mich in meinem Leben ein. Ich war äußerlich frei und selbstständig. Doch innerlich spürte ich manchmal eine gewisse Leere, innere Unruhe oder Traurigkeit. Ich ging meinen Weg, wurde Grundschullehrerin, lebte mit einem festen Partner zusammen. Im Alter von 28 Jahren lernte ich meinen heutigen Ehemann kennen und lieben. Ich war 33 Jahre alt, als wir heirateten. Wir bauten ein Haus und im Jahr darauf kam unser Wunschkind Luis zur Welt. Wir lebten ein Leben mit schönen Dingen, Reisen und vielen Annehmlichkeiten. Als Luis zwei Jahre alt wurde, begann ich, wieder zu arbeiten. Der Beruf der Grundschullehrerin war ein Beruf, den ich gerne ausübte, ich mochte Kinder sehr. Von Meinungen im Außen hatte ich übernommen, dass der Lehrerberuf solide und sicher wäre und

ich darüber glücklich sein könnte, ihn auszuüben. In gewisser Weise war diese Berufswahl eine Anpassung an das Außen, verknüpft mit meinem Ruf, für Kinder zu wirken. Dass der Beruf so „sicher“ war, empfand ich nicht als wichtig. Eher fühlte es sich für mich einengend ein, für immer gebunden zu sein. Mit Hingabe stürzte ich mich also in das Wirken als Lehrerin; die kleinen Seelen, so unterschiedlich sie waren, lagen mir im Ganzen sehr am Herzen. Mein Beruf machte mir Spaß, doch erfüllte er mich auf Dauer nicht derart, wie ich es mir heute als Berufung wünsche. Ich denke, daran hat die Entwicklung unseres Schulsystems großen Anteil. Sehr engagierte Lehrer werden wenig gewürdigt und motiviert. Es ist durch mangelnde Kapazitäten schier unmöglich, den einzelnen Kindern in ihrer Individualität gerecht zu werden, was mir in meinem Wesen nicht entspricht und mich nicht zufriedenstellt. Der Respekt und die Menschlichkeit gegenüber Schülern und Lehrern fehlen in unserem Schulsystem zunehmend, und es werden aus meiner Sicht keine ausreichenden und motivierenden Bedingungen seitens des Staates dafür eingeräumt. Als Lehrer erfährt man für seinen Einsatz auch gesellschaftlich wenig Achtung und Würdigung, was ich bedaure. Schulische Bildung ist aus meiner Sicht ein so wichtiges Thema in der heutigen Zeit, welches nachhaltiger Veränderung in vielerlei Hinsicht bedarf.

Im Alter von 30 Jahren erlebte ich erstmals, dass ich plötzlich nicht mehr gut hören konnte, es war wie ein Hören durch Watte, was in Gesellschaft von Menschen und in Räumen mit unterschiedlichsten Geräuschkulissen sehr unangenehm und bedrohlich wirkte. Von ärztlicher Seite wurde nichts diagnostiziert. Es war ein erster Wink meines Körpers, bewusster mit mir selbst umzugehen. Die unbewussten und verdrängten Gefühle machten sich, wie ich heute weiß, bemerkbar. Mit dem äußeren Druck und Konflikten, die mir das normale Leben als

Frau, Partnerin, Tochter, Lehrerin, Freundin usw. bot, kam ich schwer zurecht. Gab es Konflikte, wälzte ich diese ununterbrochen in meinem Kopf, Tag und Nacht. Ich war meinem Verstand und meinen Gedanken ausgeliefert und hatte immer das Gefühl, mich in Konfrontation mit anderen Menschen nicht wehren zu können, mich nicht zielgerichtet artikulieren zu können, wenn ich Angriffe, Ungerechtigkeiten oder Ähnliches empfand und diese nicht ertragen konnte. Konfliktbewältigung hatte ich nie gelernt, und so versuchte ich stets, solche zu vermeiden, was natürlich nicht funktionierte.

Ich nahm die körperliche Botschaft ernst und begann für einige Zeit eine Gesprächstherapie. Ich reflektierte mich, bekam ein erstes Verständnis über Prägungen, Rollen und Muster. Es war der erste Schritt, mich meinen Themen zu öffnen.

Meine äußeren Umstände glichen zu der Zeit der heilen Welt. Es gab mitunter viel Schönes in meinem Leben, was ich sehr genoss. Das Leben, das ich lebte, spiegelte ein solches, das ich mir immer gewünscht hatte. Eines, wie es äußerlich perfekt zu sein schien in unserer Gesellschaft. Ich hätte mit meiner Familie gut in einen Werbefilm, in dem eine junge und moderne Familie mitspielte, gepasst.

Doch trotzdem begleiteten mich von Zeit zu Zeit Gefühle der Leere. Im Außen fühlte ich diese Gefühle nicht klar, aber im Häuslichen waren sie deutlicher vorhanden. Mit meinen Schutzschilden und Mauern war es für Außenstehende nicht leicht, an mich heranzukommen und mich zu erkennen, kannte ich mich ja selber nicht wirklich gut. Ich war freundlich und angepasst. In Gesprächen lenkte ich gern von mir und damit auch von meinen inneren Sorgen ab. Vielmehr gab ich anderen Menschen große Aufmerksamkeit und das Gefühl, besonders, richtig und wertvoll zu sein. Genau die Attribute, die mir unterbewusst so sehr fehlten. Zeigte jemand einmal Mitgefühl für mich, erkannte jemand, dass es in mir eine Traurigkeit gab, kamen mir sofort die Tränen. Weiterhin dachte ich, es wäre falsch, an meinem Leben zu zweifeln, vielmehr sollte ich doch dankbar für alles sein, was ich hatte. Dazu zählte natürlich die Familie, aber auch der sichere Beruf und die materiellen schönen Güter. Es herrschte in mir eine Verwirrtheit. Ich konnte dieses Gefühl kaum in Worte fassen und mochte es mit niemandem teilen.

Ich passte mich also unbewusst an und gab mich so, wie es gut ankam. Auf diese Weise fiel ich nicht unangenehm auf, was ich schließlich um jeden Preis vermeiden wollte. Ich wollte gefallen und geliebt werden. Einfach wahrhaftig ICH zu sein, dem Leben authentisch zu begegnen, war mir, aus heutiger Sicht, nicht möglich. Ich war ein Gemisch aus mir selbst und den Rollen, die ich unbewusst als mein wahres Ich übernommen hatte. Zudem hatte ich das Gefühl, dass ich kein Recht auf eigene Wünsche und Träume hätte, schließlich hatte ich doch alles, was ich angestrebt hatte. Es fühlte sich, forderte ich etwas für mich ein, nicht richtig an. Anderen Menschen direkt widersprechen, konnte ich nicht wirklich gut. Es umgab mich immer wieder eine Traurigkeit. Ich spürte zunehmend große Hilflosigkeit.

Wer war ich eigentlich? Was war da für ein Durcheinander in mir?

Noch in der ersten Zeit der Krebserkrankung fühlte ich mich selbst verantwortlich, selbst schuld daran, so krank geworden zu sein. Ich dachte, ich und mein Leben wären nicht wertvoll genug, um zu leben. Ich dachte, ich hätte versagt. Ein großes Mitgefühl überkommt mich heute, wenn ich mir das verdeutliche. Wie gut, dass solche Gedanken der Vergangenheit angehören.

In meinem Leben hat mich immer eine große Angst begleitet. Dahinter steckte die große Angst vor Ablehnung, die mit dem Urinstinkt des

Überlebens verbunden ist. Ich hatte Angst vor Liebesentzug, vor dem Leben allein, vor Trennung, vor Krankheiten, vor dem Bösen, vor Verurteilung – und ich hatte immer Angst, an etwas schuld zu sein und als schlechter Mensch gesehen zu werden, welche Definition dem auch immer zugrunde liegen möge. Wie anstrengend dieses große Paket der Angst war, wie die Angst mich in Schach hielt und mich dominierte, ist mir heute klar. Angst ist ein riesengroßer Motor und Antrieb und hielt mich ständig dazu an, in gewohnten Mustern zu funktionieren. Es fiel mir schwer, mich für mich selbst starkzumachen. Ich bin mit Angst großgeworden, und dass ich mich auch für das **Vertrauen** entscheiden kann, habe ich erst nach der Diagnose auf meinem neuen Weg erfahren und erkannt.

Insgesamt wirkte ich früher auf die Außenwelt in vielerlei Hinsicht anders, als es tief in mir und in meinem Unterbewusstsein aussah.

Die Diagnose Krebs gab mir die Richtung vor, mich mit mir, mit meiner Geschichte, meinen Prägungen und Mustern auseinanderzusetzen und herauszufinden, wer ich wirklich bin. Ich habe mich auf den Weg gemacht. Das ist mein Weg, auf dem ich heute unterwegs bin. Dafür bin ich unendlich dankbar.

Es gibt das Bild der Zwiebel. Schale um Schale fällt ab. Oft fließen Tränen, es schmerzt, aber es befreit zugleich. Noch schöner finde ich das Bild von der aufblühenden Rose, die nicht als Knospe „verblühen" möchte, sondern es wagt, in voller Schönheit und damit auch in der Verletzlichkeit zu erblühen. Ich liebe Rosen über alles!

Danke, danke, danke!

2.

Die unglaubliche Diagnose

Mein neuer Weg beginnt

A. Diagnose, freier Fall

Ich habe „diese kleine Erbse", wie ich den später diagnostizierten bösartigen Tumor bezeichnete, erstmals beiläufig gefühlt, jedoch spürte ich sofort eine Angst und ein Unbehagen.
Es war ein warmer Abend im Mai, ich beobachtete gemeinsam mit meinen beiden Männern aus unserem geöffneten Schlafzimmerfenster im ersten Stock Fledermäuse.
Am Tag hatte ich einen Schwangerschaftstest gemacht, der positiv ausgefallen war. Es war ein aufregender Tag und ein Wechselbad der Gefühle gewesen.
Da war plötzlich diese kleine Verhärtung an der Außenseite der rechten Brust. Sie beunruhigte mich, doch mein Mann gab meiner Angst wenig Beachtung, und so versuchte auch ich, die Aufmerksamkeit, so gut es ging, wieder davon abzuziehen. Schließlich hatten wir gerade einen so schönen Familienmoment zu dritt mit Blick auf die Fledermäuse, die Schwangerschaft im Herzen.
Am nächsten Tag herrschte in meinem Inneren ein großes Durcheinander. Ich hatte die Gedanken oft bei der Erbse. Am Spätnachmittag begann ich, dazu im Internet zu recherchieren, was mich letztlich noch verrückter machte, als ich vermeintliche Anzeichen für Krebs erkannte.
Als ich einen baldigen Termin bei meinem Frauenarzt wahrnahm, war ich zum einen wegen der Schwangerschaft aufgeregt, aber zum anderen erwähnte ich auch die Erbse.
Die Schwangerschaft war noch in einem solch frühen Stadium, dass noch kein Herzschlag zu erkennen war. Die von mir beobachtete Verhärtung wurde als unauffällig beurteilt, was mich zunächst beruhigte.

Die Schwangerschaft entwickelte sich leider zu einer Fehlgeburt. Ich war sehr traurig.
War ich anfangs beruhigt, was die kleine Erbse betraf, hatte ich doch im Laufe des Sommers immer wieder ein ungutes Gefühl und ließ diese von meinem Arzt und in einem weiteren Anflug von Unruhe von einer stellvertretenden Ärztin untersuchen.
Die Erbse wurde wiederholt als gutartiges Fibroadenom bezeichnet, sodass ich mich immer wieder beruhigte.
Schließlich entschied ich mich im Herbst selbst dazu, entgegen der medizinischen Notwendigkeit, die Verhärtung operativ entfernen zu lassen. Mein Gefühl, heute nenne ich es meine intuitive innere Stimme, riet mir dazu. Das Besondere daran war, dass ich mich entgegen der Empfehlung eines sehr anerkannten und geschätzten Mediziners mit großem Erfahrungsschatz für eine Operation entschied. Diese Selbstfürsorge und das konträre Verhalten unterschieden sich sehr von meinem sonstigen Verhalten.
Die OP verlief unkompliziert, der Befund stellte sich auf den ersten Blick als ein, wie bereits angenommen, gutartiges Fibroadenom heraus. Ich war erleichtert, diese Erbse nun entfernt zu wissen.
Als die pathologische Auswertung anstand, spürte ich meine Unruhe erneut.
Ich erhielt die Auswertung unglücklicherweise am Telefon, als ich allein zu Hause war. Es war eine Krebsdiagnose.
Ein Oberarzt rief mich an. Mein mir vertrauter Arzt war zu der Zeit nicht vor Ort. Der Oberarzt beschrieb die Situation so, dass das Ärzteteam des Brustzentrums bei meinem Befund aus allen Wolken gefallen sei und er jetzt keine guten Nachrichten für mich habe. Er sprach von einem Krebsbefund. Der Arzt bat mich, in die Klinik zu kommen.
Ich stand erstarrt in unserer Küche, das Telefon in der Hand. Die Wor-

te hallten in meinem Kopf, aber sie drangen nicht ins Innere vor, sie kamen nicht im Gefühl, nicht im Herzen an. Ich fühlte nichts. Mechanisch begann ich, meinen Mann und meine Mutter zu informieren. Mein Mann kam zügig nach Hause. Ich packte derweil meine Sachen für das Krankenhaus. Ich wusste nicht, wie es jetzt mit mir weitergehen würde.
Meine Mutter machte sich auf den Weg, um für unseren damals fünfjährigen Sohn Luis, der ja noch im Kindergarten war, in den nächsten wie auch in vielen weiteren späteren Stunden zu sorgen.
Ich fühlte mich weiterhin wie erstarrt. Meinem Mann, der eher immer an das Gute glaubte, fehlten die Worte. Das hatte er nicht erwartet. Wir fuhren ins Krankenhaus. Ich fühlte mich nach wie vor wie betäubt und zu keinem wirklichen Gedanken oder Gespräch in der Lage.
Im Krankenhaus angekommen, mussten mein Mann und ich noch über eine Stunde im Wartezimmer auf das aufklärende Gespräch warten. Die Sprechstunde lief noch. War meine Diagnose für mich ein großer, bedrohlicher Schlag, gehörte sie im Krankenhausalltag zur Tagesordnung. Ich fühlte mich wie eine Nummer.
Das folgende Gespräch bei dem Arzt war sehr sachlich und ohne großes Einfühlungsvermögen. In einer solchen Situation benötigen Patienten aus meiner Sicht deutlich mehr Unterstützung.*
Nach dem Gespräch, das einen sehr aggressiven Tumor auswies und weitere Untersuchungen wie Mammographie und Biopsie nach sich zog, bevor es schließlich zu einer weiteren Operation kommen sollte, kehrten mein Mann und ich nach Hause zurück. Dort wartete Luis mit

* Einige Zeit später habe ich eine gute Reportage über „Breastcare-Schwestern“ gesehen, die in einigen Krankenhäusern in einer solchen Situation sofort, persönlich und mit Zeit für die betroffene Patientin da sind. Ich wünsche jeder betroffenen Patientin einen solchen Beistand begleitend zu dem Schock der Diagnose.

der Oma auf uns. Eine bedrückte Stimmung herrschte, doch wir versuchten im Beisein von Luis, gefasst zu sein.
Ich fühlte mich weiterhin wie betäubt, ohnmächtig und fremdbestimmt. Ich war klitzeklein. Ich hatte keine Ahnung, welche Chancen des Überlebens es für mich gab. Ich dachte, wenn ich nicht alles machen würde, was mir die Ärzte rieten, müsste ich sterben. Ich fühlte mich als Opfer durch und durch. Dass ich selbst auch ganz große Kräfte besaß und selbst auch viel tun konnte, wusste ich damals noch nicht.
Es half mir an diesem Abend, meine Not neben meinem Mann mit engen Freundinnen zu teilen. Natürlich war es auch für sie ein Schock. Mir half es, zu wissen, dass sie mit ihren Gedanken bei mir waren.
Beruhigte ich mich phasenweise und versuchte ich, mich so zu verhalten, dass mein kleiner Sohn Luis meine Verzweiflung und meinen Schmerz nicht bewusst mitbekam, brachen die aufgestaute Angst und Hilflosigkeit oft am Abend aus mir heraus. Ich weinte und schrie sogar. Es war erleichternd für mich, als diese gestaute Energie sich lösen konnte. Zum Einschlafen half mir später die gelernte Atemtechnik. Nachts wachte ich in der ersten Zeit auf und wünschte mir, dass alles nur ein Albtraum wäre.
Das Wort Krebs kam mir zu Beginn nicht leicht über die Lippen. Krebs – die erste Assoziation war für mich damals der Tod.
Krebs war für mich damals und ist in unserer Gesellschaft gegenwärtig ein absolut böses Monster.

B. Stationen auf dem Weg der Therapie

Schulmedizin

Die Ärzte waren in der Phase nach der Diagnose meine einzigen Ansprechpartner. Mein mich behandelnder Arzt war durch das Ausmaß des Befundes ebenfalls betroffen und entschuldigte sich für seine Einschätzung der Situation im vorangegangenen halben Jahr. Er erklärte mir, dass mein Befund einer unter 10000 wäre, also nicht zu erwarten gewesen war. Er bestätigte mir in dieser Situation, dass es gut war, auf mein Gefühl gehört zu haben. Das Gespräch war sehr sachlich und ich fühlte mich in dieser Situation eher wie ein Krankheitsbild, das besprochen wurde, und weniger als Mensch.
Es gab viele Stimmen, die nicht verstehen konnten, warum ich meinem Arzt weiterhin mein Vertrauen schenkte und mich von ihm behandeln und therapeutisch begleiten ließ. Tatsächlich folgte ich auch da meinem Gefühl, das mir sagte, dass es keine Schuld in meinem Fall gab. Die ärztliche Einschätzung basierte auf großem fachlichen Wissen. Es passieren im Leben Dinge, die wir Menschen uns erst einmal nicht erklären können. Mit positiver Ausrichtung nennen wir es Wunder, in meinem Fall schien es zu der Zeit eher das Gegenteil gewesen zu sein. Mein Arzt ist kompetent, und ich hatte das Empfinden, als gingen wir miteinander einen Weg. Auch wenn es zur Zeit der Diagnose und anfänglichen Therapie einen sehr sachlichen Charakter hatte, fühlte ich trotzdem eine persönliche Bindung zwischen uns, schließlich hatte mein Arzt mich in meiner Schwangerschaft betreut und meinen Sohn auf die Welt geholt, und es gab in der Vergangenheit viele herzliche

Gespräche miteinander. Ich fühlte eine menschliche Verbindung, in guten wie scheinbar in schlechten Tagen.
Meinem Bedürfnis nach Einfühlungsvermögen kamen glücklicherweise ein anderer Arzt und eine Ärztin nach, die ich um eine unabhängige weitere Einschätzung der Situation und um Rat bat. Zum ersten Mal hörte ich in meiner mir ausweglos erscheinenden Situation, dass ich durch die Möglichkeiten der empfohlenen Therapien sehr gute Chancen hätte, zu genesen und ein normales Leben führen zu können. Das waren für mich goldene Worte, die mich unsagbar motivierten, die kommende schwierige Phase zu meistern, und die mir eine positive Richtung vorgaben. Ich bin überzeugt, dass ein Lichtblick in der Dunkelheit ungeahnte Kräfte mobilisieren kann.
Es stellte sich heraus, dass auch im zentralen Gewebe der rechten Brust weitere Tumorherde vorhanden waren. Letztlich waren auch Lymphknoten befallen und eine spezifische Genuntersuchung zeigte, dass ich eine genetische Disposition für Brust- bzw. Eierstockkrebs hatte. Der gesamte Befund war ernüchternd und sehr ernst. Für mich stand fest, zusätzlich zu einer sehr großen Operation die bestwirksamste Chemotherapie für mein Überleben in Kauf zu nehmen.
Ich wurde umgehend operiert. Die OP fand eine Woche vor Weihnachten statt. Am Morgen des Heiligen Abends durfte ich das Krankenhaus wieder verlassen, sodass ich mit „meinen Männern" zu Hause feiern konnte, was wunderschön für mich war. Es war lustig und berührend, meinem Sohn und meinem Mann beim Baumschmücken zuzusehen. Ich fühlte schon damals, dass das Zeitverbringen mit den liebsten Menschen an meiner Seite unsagbar tröstlich und heilsam war.
Die sogenannte Tumorkonferenz stellte einen Therapieplan für mich zusammen, den ich mir Silvester abholte. Dieses kommende neue Jahr würde einen ganz eigenen Charakter bekommen, das war klar.

Mein Therapieplan beinhaltete über ein halbes Jahr lang eine starke Chemotherapie, wegen des Gendefekts zusätzlich verstärkt, weiterhin eine Bestrahlungstherapie, eine Herceptin- und Hormontherapie, zudem die Entfernung der Eierstöcke.
Mein Ziel war es damals, alles irgendwie, so gut es eben ging, zu überstehen, alles zu tun, damit der Krebs keine weitere Chance hatte, in meinem Körper zu leben. Der Krebs war damals mein Feind, den ich loswerden musste. Ich wollte leben. Ich hatte ein kleines Kind, das mich brauchte.
Zusammenfassend kann ich beschreiben, dass ich unter allen Therapieformen körperlich sehr gelitten habe. Im letzten Drittel der Chemotherapie konnte ich mein Bett kaum mehr verlassen.
Trotzdem fühlte ich mich stark, ich verzweifelte nicht, sondern blickte konsequent nach vorn und freute mich über viele schöne Momente in dieser scheinbar unendlich langen Zeit. Schritt für Schritt, Etappe für Etappe. Freunde und Bekannte bewunderten die Haltung, mit der ich die Zeit durchstand. Diese Haltung war keine Rolle, die ich verkörperte, sie kam von ganz tief im Innen durch mich hindurch. In mir gab und gibt es wunderbarerweise diesen strahlenden Lichtkern, der immer wieder nach außen drang und dringt.

Meine Psychoonkologin – meine Rettung

Kurze Zeit nach meiner großen OP besuchte mich die Assistenzschwester meines Arztes, die mich in den vergangenen Jahren auch in der Sprechstunde begleitet hatte. Sie wollte nach mir sehen und berichten, dass sie die Psychoonkologin des Klinikums gebeten hatte, mich zu betreuen.

Es tat gut, diese vertraute Frau zu sehen, und es war großartig, dass sie sich darum kümmerte, dass ich psychologische Unterstützung erhielt.
Ich lag in einem Zweibettzimmer mit einer weiteren Patientin, die ebenfalls an Brustkrebs erkrankt war. Meine Situation und mein Befund schienen jedoch deutlich schlimmer zu sein und ich fühlte mich in den ersten Tagen nach der Operation auf meinem Lebens-Barometer „ganz unten“ angekommen. Es fühlte sich an wie der freie Fall ins Ungewisse. Pure Angst und der Glaube an nichts mehr beherrschten mich. Mein Denken war blockiert. Ich fühlte mich unendlich erschöpft.
Es standen weitere Untersuchungen an, die zeigen sollten, ob es Metastasen im Körper gab. Ich stand unter einem Dauerschock und permanenter Anspannung.
Im Krankenhaus läuft alles so routiniert ab, und die Schwestern wie auch Ärzte haben nur begrenzte Kapazitäten und Zeit für die Patienten. Umso mehr danke ich von Herzen dafür, dass in meinen schweren Stunden die besagte Psychoonkologin auftauchte. Ich fühlte mit ihrem Erscheinen sofort Herzenswärme. Diese Frau hatte Zeit für mich, für meine Empfindungen und Ängste. Sie brachte mir sehr schnell eine Atemtechnik bei, die mir half, mich zu beruhigen und meine Angst für eine Zeit loszulassen.
Ich fühlte, so geschwächt, wie ich war, eine große Dankbarkeit und Verbundenheit.
Lagen den Ärzten meine weiteren für mich so wichtigen Untersuchungsergebnisse bereits vor, erhielt ich das Ergebnis trotzdem noch nicht. Den zahlreichen Hiobsbotschaften geschuldet, hatte ich die allergrößten Ängste, mein Körper könnte noch weitere Krebszellen aufweisen.
Die Psychoonkologin veranlasste, dass mir mein Ergebnis so schnell

wie möglich übermittelt wurde. Ich fühlte mich nahezu ohnmächtig und war mit meinen Nerven wirklich am Ende angekommen.
Das Ergebnis wurde mir schließlich von einer Ärztin mitgeteilt … und es war gut.
Es war ein unbeschreiblich befreiender Moment. Die Tränen der Erleichterung schossen mir in die Augen und die so übermächtige Anspannung der letzten Zeit löste sich langsam. Meine Mutter saß zu dem Zeitpunkt an meinem Bett und wir weinten beide.
Ich fühlte, dass das der erste Lichtblick in dieser schweren und traurigen Zeit war, jetzt würde es bergauf gehen.
Mit meiner Psychoonkologin führte ich auch über meine Therapiephase hinaus viele wertvolle Gespräche und machte Übungen zum Umgang mit der Angst. Es half mir und tat gut, auf dieser menschlichen Ebene eine herzliche und kompetente Ansprechpartnerin zu haben. Im weiteren Verlauf hatte ich regelmäßig Gesprächstermine bei ihr oder sie besuchte mich während der Chemotherapie oder auch am Krankenhausbett.
Aus tiefer Verbundenheit und mit ganzem Herzen danke ich dieser wunderbaren Frau, die für mich so verlässlich da war.
Bereits in den allerersten Gesprächen äußerte ich ein erstes Verständnis davon, warum ich Krebs bekommen hatte. Später setzten sich für mich immer weitere Puzzleteile zusammen. Ich wusste noch im Krankenhaus, ich würde mich auf den Weg machen, hinzuschauen, was diese Krankheit mir sagen wollte. Ich fühlte eine eigene große Kraft in mir, die ich noch heute fühle.
Rückblickend war meine Begegnung mit meiner Psychoonkologin mein erster Rettungsanker in meinem freien Fall ins bedrohliche Ungewisse.

Danke! Danke! Danke!

♡

Atemübung

- *Langsam und tief einatmen, dabei auf 1 zählen.*
  Langsam und tief ausatmen, dabei auf 1 zählen.
- *Langsam und tief einatmen, dabei auf 2 zählen.*
  Langsam und tief ausatmen, dabei auf 2 zählen
- *Langsam und tief einatmen, dabei auf 3 zählen.*
  Langsam und tief ausatmen, dabei auf 3 zählen
- *Bis 10 fortführen*

Das Atmen sollte leicht und ohne Druck geschehen. Es hilft, eine begleitende Vorstellung darüber zu entwickeln, wie der Sauerstoff den Brustraum, den Bauchraum sowie alle Gliedmaßen und Organe erreicht und versorgt. Wer Lust hat, kann sich den Sauerstoff als goldenes Licht vorstellen.
Das Ganze konzentriert bis 10 wiederholen und schließlich wieder bei 1 anfangen. So oft, wie es nötig ist und guttut. Mich entspannt es immer und ich bin in akuten Situationen, wenn ich diese Atemtechnik im Liegen angewendet habe, oftmals dabei sogar eingeschlafen.

Erste Schritte zur Selbsthilfe: Therapie und Naturheilpraxis

Das neue Jahr begann und ich hatte den festen Willen, dieses Jahr mit allen Herausforderungen zu meistern.
Ich sah mich manchmal schon vor meinem inneren Auge in der Zu-

kunft: ein cooler Kurzhaarschnitt, lachend und gesund. Diese Wiebke zu sein, war mein Ziel.

In der Gegenwart begann ich Schritt für Schritt, meinen schulmedizinischen Therapieplan zu meistern.

Der große Schock nach der Diagnose hatte sich allmählich durch das Leben im häuslichen und familiären Umfeld und mit den „guten Lebenschancen“ im Hinterkopf langsam gelegt.

Aber die Angst blieb. Die Angst davor, es könnten weitere Krebszellen im Körper vorhanden sein. Ich wusste auf der einen Seite um die starke Therapie, die alle bösen und leider auch guten Zellen abtöten sollte, gleichzeitig hatte ich eine oftmals übermächtige Angst und ich war innerlich sehr angespannt. Eine absolute Sicherheit gab es nicht. Diese Sicherheit gibt es für keinen Menschen, doch ich war tief traumatisiert. Ich wollte lernen, mit dieser Angst umzugehen. Ich spürte auch, dass die Angst langfristig, bezogen auf meine Genesung und Gesundheit, nicht gut für mich wäre. Zudem war es ja mein langfristiges Ziel, zu ergründen, warum ich so krank geworden war. Die Angst, das wusste ich, hatte damit zu tun.

Begleitend zur Therapie im Krankenhaus unterstützte mich meine Psychoonkologin. Ich wollte mich aber auch um eine langfristige Unterstützung bemühen, da ich ja meine „inneren verschlossenen Schubladen“ öffnen wollte, um mir nachhaltig zu helfen.

Nach meinen Chemo-Anwendungen ging es mir oft tagelang sehr schlecht, aber sobald ich wieder Kraft hatte, suchte ich im Internet oder auf Empfehlung nach geeigneten Therapeuten.

Nachdem ich mehreren auf den Anrufbeantworter gesprochen hatte, bekam ich erste Termine zum Kennenlernen und Besprechen der Möglichkeiten.

Meine Therapie würde umfassend und langfristig sein, und es war mir

sehr wichtig, eine Therapeutin des Vertrauens zu gewinnen, bei der ich ein gutes Gefühl hatte.
Eine Therapie ist in gewisser Weise harte Arbeit, bei der der Patient an seine Grenzen stößt und sich komplett öffnet. Ich beschreibe es auch gern, dass man sich seiner selbst stellen muss, mit allen Emotionen und mit großer Beständigkeit. Verdrängen und Leugnen funktionierten offensichtlich nicht.
Ich fand schließlich eine hervorragende Therapeutin und ich war bereit, schonungslos ehrlich mit mir zu sein, um meine Angst zu bewältigen und mit meinen Herausforderungen des Lebens zurechtzukommen.
Meine Therapeutin glich einer sehr weisen, gütigen Frau, die in sich ruhte und genau zu wissen schien, worum es im Leben ging. Sie wirkte so wissend, und wie ich früh spürte und später verstand, hatte sie ein großes spirituelles Verständnis und Wissen über die universellen Gegebenheiten und Zusammenhänge.
Ich spürte schon bald erste Fortschritte im Umgang mit der Angst und anderen Emotionen.

Luis litt als Kleinkind an dem sogenannten Pseudokrupphusten. Über eine Freundin hatte ich den Kontakt zu einer Homöopathin, die zudem Schulmedizinerin ist, bekommen. Die homöopathischen Mittel wirkten gut, sodass wir in Luis' Fall kein Kortison mehr geben mussten und ich dankbar den Weg der alternativen Medizin entdeckte.
Diese warmherzige, wunderbare Homöopathin wurde nun auch in meiner Therapiephase und darüber hinaus meine Ansprechpartnerin des Vertrauens. Sie lernte mich als Menschen in meiner ganzen Geschichte kennen und begleitete mich ganzheitlich in meiner schwe-

ren Zeit. Die Gespräche waren Balsam für meine Seele und ich tankte Energie. Ich fühlte mich gestärkt in Körper, Geist und Seele.

Während der Chemotherapie hatte ich mit großer Übelkeit zu kämpfen. Über eine befreundete Arbeitskollegin bekam ich eine Empfehlung und den Kontakt für eine Therapeutin der Traditionellen Chinesischen Medizin (TCM). Zu dieser ging ich im weiteren Verlauf regelmäßig zur Akupunktur und begann, speziell gemischte Kräutertees zu trinken.
Die Anwendungen taten mir gut und auch danach fühlte ich mich sehr energiegeladen, meine Lebensenergie konnte wieder freier fließen. Auch die Tees stärkten meinen Körper und taten mir gut. Ich hatte durch die Chemie extrem trockene Schleimhäute und eine sehr trockene Haut bekommen, die zusammengestellten Kräuter des Tees befeuchteten meinen Körper von innen und ich spürte Linderung. Zudem bekam ich Ohrakupunktur für Tage der extremen Übelkeit.

Später sollten noch weitere naturheilpraktische Therapeuten dazukommen, wie die der Kinesiologie und der Osteopathie.
Jede Therapieform hat ihre ganz eigene Ausrichtung und doch passen sie wunderbar zusammen. Es steht immer der Mensch im Ganzen mit Körper, Geist und Seele im Fokus.
Für mich war und ist die Naturheilpraktik eine essentiell wichtige Komponente und Ergänzung zur Stärkung des Körpers und zur Aktivierung der Selbstheilungskräfte des Körpers. Heute bin ich dankbar, die vielfältigen Ansätze zu kennen und zu nutzen.
Mein selbst aufgestellter Therapieplan hat mir das Gefühl von einer eigenen Kraft, einer Selbstermächtigung gegeben. Ich fühlte mich nicht mehr nur als Opfer, sondern begann selbst, für mich zu sorgen.

Auf diese Weise ließ ich nicht alles nur über mich ergehen, sondern konnte meine Gesundheit mitbestimmen und beeinflussen.
Wichtig ist es, dass Therapeuten dem Patienten niemals das Gefühl einer Abhängigkeit vermitteln. Das wäre ein ungesundes Verhältnis. Ziel jedes Therapeuten sollte es sein, den Patienten professionell zu unterstützen und ihm Hilfe zur Selbsthilfe zu geben.
Übrigens bin ich überzeugt, dass immer die Menschen und „Lehrer" dann in unser Leben treten, wenn wir bereit dafür sind und sie wirklich brauchen. Ich bin dankbar für die verschiedenen Türen, die sich für mich öffneten.

Reaktionen und Anteilnahme verschiedener Menschen

Offener Umgang und Schutzraum

Als einen unglaublich großen Segen empfand ich, dass mir viele andere Menschen ihr Mitgefühl gezeigt haben.
Jeder Mensch hat seinen individuellen Weg, sein Erleben und seine Erfahrung zu teilen. In meinem Fall war es so, dass ich wollte, dass die Menschen, die in mein Leben gehörten, wussten, wie es mir ging, und dass sie dadurch auch ein Stück weit mit mir fühlten und auf unterschiedlichste Weise ihre guten Wünsche für mich ausdrücken konnten.
Am Abend vor der großen Operation telefonierte mein Mann mit vielen Freunden und erzählte von mir. Es war seine Eingebung, sein Weg, es so zu tun. Für mich war es in Ordnung. Es fühlte sich richtig an.
Für meinen Mann wurde die Last auf seinen Schultern auf diese Weise ein wenig leichter, da er seine Hilflosigkeit teilen konnte und durch

Reaktionen und persönliche Worte der Freunde Unterstützung und Erleichterung erfuhr.
Diese Unterstützung stärkte ihn auch für das, was gerade alles nicht nur über mich, sondern auch über ihn hereinbrach, und für das, was alles noch folgen würde. Da gab es natürlich nicht nur mich, die betroffen war und unter Schock stand. Meinen Mann betraf es ja ebenso. Er sorgte sich zum einen um mich und trug zudem die Verantwortung für unseren Sohn Luis und unseren Alltag, weiterhin war er voll berufstätig und die Bedrohung der neuen Situation war spürbar vorhanden.
Niemand wusste, wie alles weitergehen würde, so hielten wir uns dazu an, konsequent an das gute Ziel zu glauben und von nun an die notwendigen Schritte nacheinander und miteinander zu gehen.
Ich hörte die Bestürzung und die Grüße und gutgemeinten Wünsche der Freunde zum Teil über meinen Mann. Zu wissen, dass in diesen schweren Stunden liebe Menschen an mich dachten, war tröstlich.
Einige Freunde schrieben mir auch direkt, andere besuchten mich am Krankenbett oder zu Hause.
Über den Zuspruch und die Anteilnahme, die mir widerfahren sind, habe ich mich immer sehr gefreut. Für mich war es wichtig, dass ich mit meiner neuen Situation weiter zum Leben dazugehörte.
Ich weiß, dass eine solche Diagnose für nahestehende Menschen sehr beängstigend sein kann und dass diese in jedem Einzelnen etwas auslöst. Oftmals fühlen sich Menschen durch fremde Diagnosen mit der eigenen Angst vor Krankheit und Sterben konfrontiert, was zu Hilflosigkeit führt und bedrohlich wirkt. So schrieb ich einer entfernt wohnenden Freundin erst später von meinen gesundheitlichen Entwicklungen, weil ich die Sorge hatte, sie in der akuten Phase mit der Nachricht der Krankheit zu überfordern.

Als ich eine Woche nach meiner Operation am Heiligen Abend nach Hause kam, warteten viele Briefe und kleine Geschenke auf mich. Es hatten mir viele liebe Menschen geschrieben, auch solche, mit denen ich nicht eng verbunden war. Es war eine Welle von Liebe und Mitgefühl, die mich nachhaltig sehr berührte und durch die schwere Zeit trug.
Innerhalb der Familie und im Freundes- und Bekanntenkreis erlebte ich mitunter auch, dass, wie bereits beschrieben, meine Diagnose für andere bewusst oder unbewusst eine Bedrohung für das eigene Sein darstellte. In der weiteren Zeit hatte ich wiederholt das Gefühl, sehr stark sein zu müssen, um diesen Menschen die Begegnung und den Austausch mit mir zu erleichtern und ihnen ein Gefühl von Sicherheit zu geben. Ich versuchte, auch in diesen schweren Zeiten Rücksicht auf andere zu nehmen, was sehr paradox klingt. Instinktiv schützte ich mich damit auch vor ihren Ängsten und ihrem Mitleid.
Einige Menschen fühlten sich damals dazu aufgerufen, sämtliche Krankengeschichten von Menschen ihres Bekannten- oder Wirkungskreises mit mir zu teilen. Die Fälle, die einen positiven Vorbildcharakter hatten, konnte ich gut annehmen. Die negativen Beispiele haben mir zugesetzt und oft meine positive Einstellung ins Wanken gebracht, war diese doch ein so zartes Pflänzchen. Es geschah sicherlich ohne besseres Wissen, jedoch tat es mir nicht gut. Da ich niemanden vor den Kopf stoßen wollte, hielt ich solche Situationen aus. Heute weiß ich, dass sich ein Mensch, der eine Krankheit durchmacht, vor diesen wenig einfühlsamen Erzählungen unbedingt schützen sollte.
So gut es ging, hielt ich mich nach ersten Erfahrungen fern von diesen Menschen und Situationen, was aber nicht immer möglich war.
Ich weiß, dass es eine unbewusste eigene Hilflosigkeit der Menschen war, sich so zu verhalten. Jeder Mensch hat es sicherlich immer gut

mit mir gemeint. Wie schon zuvor beschrieben, glaube ich daran, dass Menschen immer das Beste geben, zu dem sie in der Lage sind.
Es gab auch Menschen, die sich nicht mehr oft bei mir meldeten oder sogar direkt äußerten, mit meiner Situation überfordert zu sein. Eine gute Bekannte beschrieb, dass sie sich von mir zurückziehen würde, da sie selbst große Probleme hätte und ihre Kraft dafür bräuchte. Ich habe diese Aussage als ehrlich empfunden und ich weiß um die Bedeutung, dass jeder erst für sich sorgen muss, um auch für andere geben zu können.
Ich empfinde aufrichtiges Mitgefühl und Ehrlichkeit als einen guten Weg, kranken Menschen zu begegnen. Mitleiden hingegen schwächt die Personen selbst und es hilft dem Kranken nicht wirklich.

Sehr berührend war die vielzählige Kinderpost, die ich aus der Schule, in der ich ja bis vor Kurzem mit Liebe gearbeitet hatte, bekam. Sie war herzerwärmend, oft sehr klar und ohne schonende Applikationen. Kinder sind einfach echt, ehrlich und frisch. Ich musste beim Lesen oft laut lachen. Sie vermissten mich und hofften doch, dass ich wieder ganz gesund würde. Sie drückten sich in Bild und Schrift auf ihre Weise wundervoll und mitfühlend aus. Der häufigste Satz war: *Du schaffst das.* Oder: *Ich hoffe für dich, dass du wieder gesund wirst.* Eine gewisse Abgeklärtheit lag darin und Mitgefühl, aber kein Leiden.
Ich liebe Kinder und ihre Weisheit und Ehrlichkeit.

Ich hatte liebe, treue Menschen, die mit mir spazieren gingen, mit denen ich wundervolle Gespräche führen oder einfach erzählen konnte, was da gerade alles so los war in mir und meinem therapeutischen Leben.
Ich danke von Herzen jenen lieben Menschen, die mich offen und ehr-

lich in meiner schweren Zeit begleitet haben. Jeder auf seine eigene persönliche Weise.
Ich bekam viele Blumengrüße und ich liebe Blumen sehr. Freunde schenkten mir ein Blumen-Abonnement, sodass regelmäßig frische wunderschöne Blumen mit einem Paketdienst geliefert wurden. Ich werde nie den ersten Gruß vergessen, es war leuchtender Goldregen. Rückblickend ein so wundervolles Bild.
Als ich von der ersten Chemotherapie nach Hause kam, lag dort ein weiterer zauberhafter Strauß vor der Türe, es waren viele zartrosa Rosen darin. Mein Herz hüpfte.
Ein weiteres Mal, als ich von meinem Friseurtermin der anderen Art nach Hause kam – die letzten Haare waren gewichen –, hing eine süße pinkfarbene Mütze mit einem lieben Gruß an der Haustüre. Weitere liebe Gedanken, Wünsche und Aufmerksamkeiten erfreuten mein Herz.
Auch die engeren Kollegen meines Mannes sendeten mir regelmäßig üppige Blumengrüße, die unsere liebe Blumenfrau des Viertels gestaltete und vorbeibrachte.
Unser Haus glich ab und zu einem wunderschönen Blumenladen. Ich spürte viel Liebe und Verbundenheit, die mir zuteilwurden.
Die vielfältigen Grüße verschiedenster Menschen wärmten alle mein Herz und sie begleiteten und trugen mich auf wunderbare Weise durch diese schwere Zeit.

Habe ich einerseits beschrieben, dass mein Mann und ich sehr offen mit der Krankheit umgingen, möchte ich auch beschreiben, dass diese Offenheit nur einen für mich bekannten und geschützten Rahmen betraf.
In der Öffentlichkeit trug ich im weiteren Verlauf eine Perücke und ich

schminkte mich wie gehabt, sodass ich nicht krank wirkte. Zum einen gefiel ich mir selbst so und ich wollte meine Privatsphäre und meinen Schutzraum für mich erhalten. Es war mir zu dieser Zeit noch sehr wichtig, was andere Menschen von mir dachten, und ein Gefühl von Mitleid oder einfach nur irritierte Blicke hätten mich geschwächt. Zudem wollte ich, wenn ich im Außen unterwegs war, die Zeit genießen und nicht das Kranksein im Fokus haben.

In der späteren Zeit nach der Therapie bekam ich oft Komplimente für meinen mutigen Kurzhaarschnitt. Ich freute mich über die Komplimente und erzählte dann je nach Gefühl, was es mit diesem Haarschnitt auf sich hatte. Viele Menschen im Außen, mit denen ich wenig oder keinen unmittelbaren Kontakt hielt, hatten von der Erkrankung gar nichts mitbekommen.

Natur und Bewegung

Die Therapie führte schnell dazu, dass ich über sehr geschwächte eigene Abwehrkräfte verfügte. Die Anzahl der Leukozyten im Blut war sehr niedrig, sodass ich aufgrund von möglichen Krankheitserregern nicht in Kontakt mit anderen Menschen kommen durfte. Ich hatte Glück, dass ich zu Hause und nicht im Krankenhaus meine Isolation verleben durfte.
Da ich trotzdem regelmäßig zur Blutuntersuchung ins Krankenhaus ging, lief ich zeitweise mit einem Mundschutz durch meine begrenzte kleine Welt.
Besonders traurig war es zu Hause für mich und alle Beteiligten, als Luis an einem Infekt erkrankte. So musste ich auch zu Hause mit

Mundschutz herumlaufen und durfte ihm nicht zu nahe kommen. Ich konnte mich nicht selbst um mein Kind kümmern, mein Herz blutete. Zudem mussten mein Mann und Luis sich täglich nach ihrem Aufenthalt bei Kunden und im Kindergarten die Hände desinfizieren. Luis war damals fünf Jahre alt und verstand es nicht.

In diesen Zeiten war ich auf das Haus beschränkt und der nahegelegene Wald wurde zu meinem besten Freund.

Sobald es meine Kräfte nach einer Chemo-Behandlung wieder zuließen, ging ich in Begleitung spazieren. Durch die Bewegung in der Natur ging es mir in jeglicher Hinsicht viel besser. Durch Bewegung werden Glückshormone freigesetzt. Zudem verbrachte ich Zeit im Wald mit geliebten Menschen wie meinem Sohn und meinem Mann oder Freundinnen. Die frische Luft, die Natur, in der auch Luis seinen Spaß hatte, waren mein Geheimrezept, viel Freude zu empfinden und Energie zu tanken. Ich sammelte mit jedem Spaziergang Kraft für das weitere Durchhalten der Therapie.

Für das Herz-Kreislauf-System war die Bewegung natürlich förderlich. Das Gehen erdete mich, es half mir, klare Gedanken zu fassen, und wirkte beruhigend. Durch die Bewegung werden wertvolle Endorphine ausgeschüttet und alles wird positiver.

Das Gehen in der Natur war auch eine gute Möglichkeit für Gespräche zwischen meinem Mann und mir.

Zeit in der Natur zu verbringen, ist für mich seit dieser Zeit zu einer liebgewonnenen, unabdingbaren Gewohnheit geworden. Heute laufe ich und mache Geh-Pausen. Meine Gedanken ordnen sich und es hat einen großen meditativen Charakter für mich.

Ich liebe die Natur. Die Natur mit ihren Gesetzmäßigkeiten ist immer im Fluss, es ist die Grundlage für alles Sein. Die Natur zu spüren, sich ihrer bewusst zu sein, von ihr zu lernen und dankbar zu sein und vieles mehr habe ich in meiner damaligen Zeit gelernt und es macht mich unendlich glücklich.

Schuld

In der ersten Zeit der Erkrankung hatte ich die innere Überzeugung, dass es kein Zufall war, dass es mich „getroffen" hatte. Ich fühlte mich selbst schuld an dieser Entwicklung.

Hinter der gefühlten Schuld, die ich von jeher kenne, liegt auch wieder die Angst.

Ich fühlte mich schnell schuldig. Ich kannte es, häufig ein schlechtes Gewissen zu entwickeln und mich verantwortlich für unterschiedliche Dinge zu fühlen. Zu Beginn suchte ich jeher die Schuld bei mir. Heute ist mir dieses Phänomen zum Glück bewusst, sodass ich daran arbeiten und es verändern kann.

Mit Schuld, Angst und einem schlechten Gewissen im Gepäck ist ein Mensch nicht frei im eigenen Sein und Wirken.

Als ich erkrankte, fühlte ich mich hilflos. Ich dachte resigniert, dass es ja eine logische Konsequenz wäre, dass es mich getroffen hatte. Oft hörte ich im Zusammenhang mit einer Erkrankung den Ausspruch „Warum gerade ich?". Auf mich traf dieser Gedanke nie zu. Ich fühlte mich irgendwie falsch und damit auch nicht wert, weiterleben zu dürfen. Das hört sich nach Selbstmitleid an, aber es war eher eine harte Verurteilung meiner selbst.

Heute nehme ich diese Wiebke von damals im Geiste liebevoll in den Arm und ich bin gleichzeitig froh, mich aus dieser Resignation befreit zu haben.

Wir Menschen entwickeln uns im Rahmen unserer Prägungen und Ausrichtungen und wachsen insbesondere in Krisenzeiten an den Gegebenheiten, die nicht immer leicht zu bewältigen sind. Ohne Reibung in vielerlei Hinsicht wird keine Entwicklung in Gang gesetzt. Ich habe mittlerweile das Gefühl, durch die vielfältigen Herausforderungen des Lebens ständig über mich hinauszuwachsen, aber leicht ist es oft nicht. Im tieferen Sinn geschehen die Gegebenheiten, damit jeder Mensch im Einzelnen daran wachsen kann und mehr zu dem Menschen wird, der er tief im Inneren und ohne Prägungen vom Außen wie der Gesellschaft, Familie usw. ist. Es handelt sich um ein komplexes Gesamtgefüge, das nicht einfach zu verstehen ist. Da wir es mit unserem Verstand kaum begreifen können, hilft es, darauf zu vertrauen, dass alles im Leben einen tieferen Sinn hat.

Indem wir Menschen mitunter früh lernen, schuld an etwas zu sein, haben wir je nach gesellschaftlicher und familiärer Ausprägung ein Schuldbewusstsein entwickelt. Ein unbedarftes Kleinkind kennt noch keine Schuld.

Niemand ist für eine Krankheit verantwortlich. Wir Menschen neigen dazu, Menschen und insbesondere uns selbst zu verurteilen und Schuld zuzuweisen. Für unser Handeln und für unsere Krankheiten gibt es immer tieferliegende seelische Ursachen, die uns triggern und in unserem Unterbewusstsein leiten. Diese Ursachen ins Bewusstsein zu holen, ist unsere Chance auf Heilung und auf Frieden.

Ich hatte mein Leben lang und natürlich in den Jahren vor dem Krebs das Beste gegeben, was ich zu geben hatte. Ich lebte nach äußerlichen Maßstäben, ein anderes Verhalten war mir damals nicht möglich gewesen.

Erst die Diagnose Krebs hat mir diese neue Sichtweise auf meine ge-

prägten Muster und deren Ursachen eröffnet. Ich habe eine Energie entwickelt, diese Prägungen zu erkennen und mich davon immer mehr zu befreien.
Irgendwann fühlte ich, dass der Krebs in dieser Zeit so etwas wie mein Verbündeter war, der mir eine Botschaft brachte.

Das Annehmen der Krankheit

In der ersten Zeit war da der Schock, das böse Monster Krebs, die Angst vor dem Sterben.
Mein Schmerz in dieser Situation war groß. Ich fühlte ihn und drückte ihn aus. Emotionen sollten immer gelebt und akzeptiert werden, nur dann können sie sich positiv verändern.
Hatte ich anfangs in den Nächten noch den Wunsch, alles möge doch nur ein schlechter Traum sein, begann ich mit der Zeit, anzunehmen, was war.
Nachdem ich die ersten Schritte gegangen war (OP, Legen des Ports, erste Chemotherapie-Behandlungen), wurde die Therapiephase langsam zu meinem Alltag, in den ich mich, so gut ich konnte, einlebte.
Ich wehrte mich nicht mehr gegen das Unvermeidbare, sondern integrierte es in mein Leben. Ich hatte das Vertrauen, dass diese Zeit ein Ende haben würde. Die zeitliche Begrenzung half mir damals sehr. Ich malte mir immer wieder aus, wie schön hinterher alles werden würde.
Schon immer war ich diszipliniert und angepasst. Diese Charaktermerkmale halfen mir sehr dabei, die Therapie zu meistern. Zudem erlebte ich einen ausgeprägten Sinn dafür, die schönen Dinge und Begebenheiten nun auch in diesem alltäglichen Leben wahrzunehmen.
Ich nahm die Krankheit an und fühlte früh, dass der Krebs für mich

ein großer Weckruf war, der mir meinen Weg in mein neues Leben weisen würde.
Die medizinischen Torturen ließ ich über mich ergehen, und gleichzeitig machte ich in dieser Zeit auch viele neue schöne Erfahrungen. Ich hatte tolle Gespräche mit verschiedenen Menschen, die mich im Rahmen der Chemotherapie im Krankenhaus betreuten. Noch heute fühle ich mich freundschaftlich mit meiner „Chemo-Schwester" verbunden. Es gab neben dem Unangenehmen auch viele schöne, herzliche Momente und Unterhaltungen mit Lachen und Spaß, während mir die Medizin über Stunden verabreicht wurde. Auch erinnere ich mich gern an eine äußerst stylische Dame, die parallel mit mir die Therapie durchlebte; es war verbindend und trotz der Situation ein lustiger und interessanter Kontakt. Ich liebte die Spaziergänge mit lieben Menschen und guten Gesprächen in der Natur. Regelmäßig genoss ich meine Termine bei meinen Heilpraktikern. Das Wichtigste war natürlich die Zeit, die ich mit meinem Sohn und meinem Mann verbrachte. Ich las Bücher und kochte mir die speziellen Kräutertees der TCM, machte mir lustige Gesichtsmasken mit Avocado, hörte Musik und kommunizierte mit Freunden über Handymitteilungen. Ich fühlte mich trotz der körperlichen Schwäche oft stark. Ich konnte einfach Ich sein und hatte nichts zu verbergen im Kreise meiner mir vertrauten Menschen. Ich hatte weder die Kraft und Muße noch eine Notwendigkeit für Rollenspiele. Das Gefühl, etwas zu verpassen, an dem ich in dieser Zeit nicht teilnehmen konnte, kannte ich nicht. Ich fühlte weniger Druck, der auf mir lastete, und begann, immer weiter in mein inneres Ich einzutauchen.
Ich wollte mich jetzt tiefergehend mit mir beschäftigen, mein Ziel war es, die echte Wiebke zu finden und authentisch zu leben.
Zum ersten Mal fühlte ich so etwas wie einen inneren Frieden in mir.

Ich machte in dieser Zeit bewusst die großartige Erfahrung, dass, sobald wir etwas annehmen, der innere Widerstand weicht und alles leichter wird.
Ich habe begonnen, in dem Fluss der Erkrankung mit dem Strom zu schwimmen, anstatt gegen die Strömung anzuschwimmen, wodurch ich wichtige Kräfte für mich gewann.
Die Reise im Strom des Flusses forderte natürlich auch Kraft, aber der Strom trug mich gleichzeitig und brachte mich voran. Am Uferrand habe ich so viel Schönes entdeckt … Liebe, Verbundenheit, Freude, Wärme, Frieden, Visionen, und ganz besonders wertvoll war es, dass ich MICH selbst immer mehr wiedergefunden habe.

Die Reise in dem Strom war natürlich irgendwann zu Ende, aber die Entwicklungsreise zu mir selbst habe ich fortgesetzt, und trotz oder aber dank aller Stolpersteine bin ich dankbar und glücklich über diesen Weg.

Das Annehmen von kritischen Aspekten des Lebens bedeutet nicht, dass ich diese gutheiße. Aber durch das Annehmen entspannte sich etwas in mir und ich verschwendete keine Energie im Widerstand. Ich nutzte diese vielmehr für den weiteren Weg mit seinen neuen Möglichkeiten.

Perücke

Bei dem ersten Gedanken an eine Chemotherapie assoziierte ich natürlich auch das Ausfallen der Haare.
In einem Gespräch erklärte mir ein Arzt, dass die erste Gabe der Che-

motherapie dieser Art unter anderem das Ausfallen der Haare bewirkte. Er bemerkte, dass es nur selten Ausnahmen gäbe, in denen die Haare erhalten blieben.

Haare und Aussehen waren mir immer wichtig gewesen.

Für mich war es klar, dass ich mir eine Perücke anschaffen würde. Ich wollte weiterhin wie zuvor aussehen und vor allem nicht auf den ersten Blick als krank erscheinen. Ich wollte nicht in der Öffentlichkeit auffallen. Die Perücke sollte mich vor Blicken und etwaigem Mitleid schützen und mir ein Stück weit Normalität bescheren.

Natürlich wünschte ich mir sehr, dass ich zu den seltenen Fällen gehören möge, die keinen Haarausfall erfuhren.

Trotzdem sorgte ich vor.

Gemeinsam mit meinem Mann vereinbarte ich einen Termin in einem Perückenstudio in Hamburg. Die Dame, die uns dort beriet, war freundlich und einfühlsam und hatte viel Erfahrung mit Klientinnen wie mir. Sie beschrieb mir sachlich, wie und wann es zum Verlust der Haare im weiteren Verlauf käme, und beriet mich hinsichtlich meiner neuen Zweitfrisur. Sie erklärte, eine Perücke müsse man tragen wie einen weichen, gut sitzenden Lederhandschuh. Um die Perücke später genau anpassen zu können, wurde mein Kopf vermessen. Ich entschied mich für ein Modell, das meinen Haaren sehr ähnelte. Es war aus europäischem Echthaar, was super natürlich aussah und sich natürlich anfühlte. Der Blondton entsprach meiner Haarfarbe. Eine besondere Natürlichkeit erhielt die Perücke, als die Dame später noch einen dezenten Ansatz im dunkleren Ton einfärbte.

Ich bestellte die Perücke und hatte damit für den Fall des Haarverlustes vorgesorgt.

Glaubte ich hoffnungsvoll, meine Haare würden mir erhalten bleiben, begannen sie nach gut zwei Wochen, langsam auszufallen. Beim

Kämmen hatte ich zunehmend mehr Haare in der Bürste. Schließlich konnte ich sie in kleinen Büscheln herausziehen. Mir wurde klar, dass ich nun handeln sollte.
Mein Mann und ich machten uns auf den Weg ins Perückenstudio, um mir die Haare ganz abrasieren zu lassen und die Perücke anpassen zu lassen.
Vor dem Termin tranken wir noch einen Kaffee in der Nähe, ich war aufgeregt und sehr dankbar, bei diesem Termin nicht allein zu sein.
Schließlich kam der Moment des Abrasierens. Recht pragmatisch und sehr zügig wurde mein Kopf geschoren. Ich blickte erst in den Spiegel, als alle Haare ab waren. Mit großen Augen guckte ich in den Spiegel. Ich hatte einen Kapuzenpullover und Boots an diesem Tag gewählt und fand mich irgendwie rockig mit der neuen Frisur. Ich fühlte trotz des kahlen Kopfes keine Wehmut, sondern war eher froh, etwas Schweres überstanden und hinter mich gebracht zu haben. Auch hier haben mir das Loslassen und Annehmen geholfen.
Mein Mann und die Perückenstudio-Dame waren fast begeistert von der Form meines schönen Hinterkopfes und der Erscheinung ohne Haar. Ich fand mich irgendwie sogar schön und lächelte mein neues Ich an.
Als ich dann die Perücke aufgesetzt hatte, konnte ich mich gut mit meinem Spiegelbild identifizieren. Ich ahnte zudem, dass es da jetzt irgendwie zwei Wiebkes gab. Die neue Wiebke schlummerte unter dem Bild der Wiebke im Spiegel, die (aus heutiger Sicht) der Vergangenheit angehörte.
Ich fühlte mich gut und sicher mit dem neuen Zweithaar. Nun hieß es, damit auf die Straße und damit in die Öffentlichkeit zu gehen. Es fühlte sich gut an und ich betrat sogar ein Kleidungsgeschäft und guckte mich dort in Ruhe um. Innerlich war ich ein bisschen aufgeregt und

äußerlich ganz gelassen. Niemand guckte mich komisch an. Mit einem neuen Schal und einer zarten Sicherheit verließ ich das Geschäft.
Da ich eigentlich immer einen Zopf getragen hatte, in dem meine Locken geglättet wurden, trug ich von nun an auch einen Perücken-Haarzopf, die Haare wirkten sehr echt.
Im weiteren Verlauf wurde ich oft von Ärzten und Krankenschwestern irritiert gefragt, ob denn meine Haare gar nicht ausgefallen wären.
Da die Perücke so gut und echt aussah, fühlte ich mich geschützt, was mir die Therapiephase sehr erleichterte.
Zu Beginn legte ich die Perücke nur ab, wenn ich ins Bett ging. Ich gewöhnte mich daran, morgens ohne Haare im Bad zu sein und mir schließlich meine Frisur zu richten. Der Vorteil war, dass es immer schnell ging. Ich schminkte mich und sah meistens recht frisch und gut aus, dadurch fühlte ich mich auch besser. Natürlich konnte die Außenwelt so nicht sehen, wie es mir wirklich ging, und die Gefahr bestand, dass das Kranksein unterschätzt wurde. Dieser Weg war für mich richtig und er unterstützte damals meine Haltung, mit der Krankheit zurechtzukommen.
Mit voranschreitender Therapie begann ich, immer öfter auch zu Hause tagsüber eine meiner zahlreichen weichen Mützen zu tragen. Mein Zuhause war mein geschützter Raum. Für die „Außentermine" machte ich mich zurecht, zu Hause war ich bequem unterwegs.

Es war ein Prozess für mich, die Haare wirklich loszulassen und mich mit Mütze zu zeigen. Ich ging schließlich erst in der letzten Zeit der Therapie mit Mütze zur Chemotherapie.

Als die Haare nach Beendigung der Therapie langsam begannen, wieder zu wachsen, und mein Haar mit Fantasie einem extrem kurzen

Pixie Cut ähnelte, motivierte mich eine Freundin, die Perücke abzulegen.
So ging ich zum ersten Mal mit neuer Frisur mit meinem Mann am Wochenende aus. Wir wählten ein hippes Restaurant in Hamburg, wo ich sozusagen anonym war. Ich fühlte mich etwas unsicher, aber gleichzeitig auch sehr cool und anders. Das mochte ich. Ich hatte begonnen, ein verändertes Selbstvertrauen zu entwickeln. Das Ablegen der Perücke war eine Befreiung, und ich spürte, dass ich wieder einen großen Schritt auf meiner Leiter in ein „normales" und neues Leben geschafft hatte.

Struktur und Anker in der Therapiephase

Die einzelnen Etappen meiner Therapie:

1. OP
2. Port-OP
3. Chemophase 1
4. Chemophase 2 (lang)
5. Bestrahlungsphase
6. Herceptin (1 Jahr)
7. Hormontherapie (geplant 5 Jahre)

Zu Beginn wirkte der Therapieplan fast abstrakt auf mich. Mein Verstand erfasste die detaillierte Auflistung, aber richtiges Begreifen war anfangs nicht möglich.
Das Gesamtkonstrukt wirkte auf mich wie ein riesengroßer Berg, dessen Gipfel ich erklimmen würde. Ich hatte fest vor, den Weg zu meistern.

Ich machte mir über die Details keine großen Gedanken, sondern ging einfach Schritt für Schritt, bezwang Etappe für Etappe. Ich nahm das an, was gerade an der Reihe war, mit allen Umständen. Das Leben im JETZT, im aktuellen Moment mit dem klaren Ziel des Lichts am Ende des Tunnels war mein Weg.
Zu Beginn sagte mir ein Arzt, es gäbe zwei Arten von Patienten. Die einen wollten im Detail alles ganz genau wissen und den anderen genügte es weniger aufgeschlüsselt. Ich war nicht an den Einzelheiten interessiert. Mögliche Hürden galt es, zu meistern, wenn es so weit war. Unbewusst wollte ich mich nicht schon im Vorfeld ängstigen und über mögliche Komplikationen nachdenken.
Den Weg des Verstehens bin ich später auf meine eigene Weise gegangen.
Folgend arbeitete ich kontinuierlich meinen Therapieplan ab.
Zwischen die Therapietermine legte ich mir meine verschiedenen alternativ gewählten Termine wie Gesprächstherapie, Akupunktur und andere Heilbehandlungen sowie Freundinnenbesuch mit Spaziergängen.
Dieses Gerüst an schönen Terminen motivierte und stärkte mich immer sehr und es trug mich durch die Zeit.
Für mich war es neben den Anwendungen unsagbar wichtig, durch die Termine Kontakte zu Menschen zu haben, auf meine Weise teilen zu können, was ich teilen wollte. Ich bin kein Typ für Selbsthilfegruppen. Ich habe die Erfahrung gemacht, dass die Art, wie andere Patienten mit ihrem Leid umgehen, oft nicht mit meiner Einstellung harmonierte und es mich in meiner Verfassung negativ beeinflusste. Hingegen hatte ich einzelne Kontakte zu Frauen, die diese Krankenphase auch durchlebt hatten und insgesamt sehr positiv waren. Ihre Haltung und Erfahrung halfen mir sehr. So tauschte ich mich beispielsweise regel-

mäßig mit einer lieben Erzieherin im Kindergarten meines Sohnes aus, die eigene Krebserfahrungen hatte, was mir sehr guttat. Solche Kontakte und Verbindungen ergeben sich aus meiner Beobachtung dann, wenn das Herz offen ist und man Hilfe braucht.
Insgesamt führte ich viele offene und interessante Gespräche, die mich erfüllten, mir Energie gaben und mir halfen, mich zu entwickeln.
Ich wurde in der Therapiezeit 40 Jahre alt. Ich verspürte das Bedürfnis, zu feiern, und lud meine Freundinnen ein, die mich begleiteten und mir am Herzen lagen. Früher hatte ich meinen Geburtstag oftmals ungern gefeiert, da ich mich nicht wichtig fand und ungern im Mittelpunkt stand. Das hatte sich in dieser Zeit verändert. Ich fand es schön, dass mich liebe Menschen „feierten" und wir eine kleine schöne Zeit miteinander verbringen konnten.
Weiterhin genoss ich gelegentlich Ausflüge mit meiner Familie oder meinem Mann nach Hamburg oder an die Ostsee. Je nach Verfassung liebte ich es, ein wenig zu shoppen und mir schöne Dinge zu gönnen. Eine nette Krankenschwester gab mir den Tipp, mich regelmäßig nach einer „geschafften" Etappe zu belohnen und mir selbst etwas Schönes zu schenken.
Eine schöne Idee.

Als die umfassende Etappe der Therapie dem Ende näher rückte, planten mein Mann und ich für unsere Familie eine wunderschöne Urlaubsreise, sozusagen als Belohnung für die vergangene schwere Zeit. Für jeden von uns war die Zeit nicht leicht gewesen.
Schließlich flogen wir zum Zeitpunkt, als sich die zurückliegende Diagnosestellung jährte, in diesen herrlichen Urlaub. Wir hatten ein zauberhaftes Hotelresort, in dem jeder von uns Dreien genießen konnte, was er brauchte, im Familienzusammenhalt und auch für sich. Ich

habe wunderschöne Erinnerungen an diese Reise. Ich war glücklich und befreit.
Die Reise war wie ein Meilenstein, sie war zugleich ein Abschluss einer herausfordernden Zeit als auch ein Anfang für mein neues Leben.

Das Leben im JETZT, immer gespickt mit schönen Oasen wie der Zeit mit meiner kleinen Familie, Spaziergängen, guten Gesprächen, Büchern, Freunden und Freundinnen, Ausflügen, selten, aber gern einem kleinen Glas Wein, Körper- und Geistbehandlungen und einem Mann, der mich immer wieder zum Lachen brachte, hat mich durch die Zeit der Therapie getragen. Wenn ich daran denke, zaubert es mir ein Lächeln ins Gesicht.

Wenn wir tief in uns hineinfühlen, sagt uns unser Herz, was uns guttut.

Angst

Seit jeher war die Angst ein wesentlicher Begleiter in meinem Leben. Wie zuvor beschrieben, hatte ich viele Ängste. Die größte Angst war die Angst vor Ablehnung, die Angst, jemand könnte etwas Schlechtes von mir denken, die Angst, in dieser Welt nicht gut genug zu sein und nicht zu bestehen. Dahinter steckte immer die kindliche Angst des kleinen Mädchens, allein und hilflos zu sein.
Zum einen war ich die selbstständige junge Frau, aber im Inneren noch das kleine Mädchen voller Ängste. Ich war mir meiner eigenen Stärke nicht bewusst. Anstatt die Ängste näher zu betrachten, kämpfte ich mein Leben lang gegen sie an, lehnte sie ab und überspielte sie. Die

Ängste waren ein Teil in mir, den ich für eine große Schwäche hielt, die es zu verbergen galt.
Das Prinzip der Unterdrückung meiner Angst vergleiche ich mit einem Wasserball, den ich unter die Wasseroberfläche drücke. Beim „Unter-Drücken“ wird der Druck größer und irgendwann schießt der Wasserball mit großer Wucht unkontrolliert nach oben an die Wasseroberfläche.
Alles, was wir unterdrücken und nicht zulassen, bekommt mehr Energie und kommt mit unerwarteter Kraft an die Oberfläche. Energie ist niemals weg und löst sich niemals auf.

Ohne mich eingehend damit beschäftigt zu haben, was der Tod für mich bedeutete, hatte ich Angst vor Krankheit und Sterben. Mit der Krankheit Krebs assoziierte ich Leiden, eine große Hilflosigkeit, Einsamkeit und Sterben.
Ich fühlte mich anfangs orientierungslos und allein. Ich musste diesen schweren Weg allein gehen. Natürlich hatte ich Begleiter, aber diese tiefe Angst in mir konnte nur jemand kennen und verstehen, der das Gleiche erlebte, dachte ich.
Die Angst war wie eine dunkle Macht, die mich immer wieder überkam und erstarren ließ.
Am Tag war ich oft abgelenkt und die Angst war im Laufe der Zeit weniger präsent. Aber unterschwellig war sie da. Jede einzelne Blutuntersuchung machte mir beispielsweise Angst.
Ich wandte die gelernte Atemtechnik an, die mir half, mich insbesondere am Abend zu beruhigen oder gar nicht erst die panischen Gedanken aufkommen zu lassen.
Schließlich lernte ich eine für mich wunderbare und wichtige Technik

kennen, die mir half, meine Angst anzunehmen und damit zu verändern.
Es handelte sich um eine Klopfakupressur, bei welcher bestimmte Punkte am Körper geklopft werden und dazu gleichzeitig Akzeptanzsätze gesprochen werden.* Ich habe diese Technik unter Anleitung einer Therapeutin angewendet und gelernt.
Dieses Werkzeug hat mir in den großen Angstmomenten wirkliche Erleichterung verschafft. Im Rahmen meiner Therapie habe ich damit vielfältige emotionale Blockaden lösen können.
Diese Technik empfehle ich uneingeschränkt anderen Menschen. Sie ist eine große Hilfe in sämtlichen Lebenslagen, in denen Schock und Traumata verschiedenste Emotionen wie Angst, Wut, Trauer, Verzweiflung u. a. auslösen und festsetzen.

Parallel dazu habe ich mit Glaubenssätzen gearbeitet, auch Affirmationen genannt.
Tief verankert hat jeder Mensch in sich eigene Überzeugungen, Glaubenssätze, die das Sein und das eigene Handeln bestimmen.
Diese Glaubenssätze stammen aus der Erziehung, aus der Kindheit, aus der Gesellschaft und Kultur, in der wir aufwachsen.
Sie laufen wie ein Computerprogramm im Hintergrund ab und steuern uns. Dabei sind sie oftmals kritisch zu betrachten und begrenzen unsere Möglichkeiten.
Wir haben immer die Möglichkeit, neue Überzeugungen für uns zu entwickeln und diese durch regelmäßiges Wiederholen in uns aufzunehmen und damit alte und unstimmige Überzeugungen zu entkräften.

---

* Bohne, Michael: Bitte klopfen, Heidelberg: Carl-Auer Verlag 2016.

Ein wichtiger neuer Glaubenssatz wurde für mich einer, in dem es darum geht, dass ich voll und ganz vertraue, dass alles in meinem Leben seinen Sinn hat und auf eine bestimmte Weise richtig für mich und meine Entwicklung ist. Dadurch habe ich tiefes Vertrauen in mir aufgebaut, das ich der aufsteigenden Angst entgegenhalten konnte. Für mich hat das gut funktioniert. Noch heute verstärke ich diesen Glaubenssatz.
Wenn ich nachts aufwachte und das Gedankenkarussell anspringen wollte, gewöhnte ich mir an, Parallelgedanken in Form positiver Glaubenssätze zu schaffen. Das monotone Wiederholen dieser Sätze beruhigte meinen Geist und ich konnte schnell weiterschlafen. Ebenso helfen diese Parallelgedanken natürlich auch tagsüber.

Später habe ich Achtsamkeitsübungen und Meditationen kennengelernt, die mir ebenfalls treue Begleiter geworden sind.

Es ist ratsam, die Angst anzunehmen und sie nicht zu ignorieren, zu verdrängen und zu bekämpfen. Wir können uns vorstellen, die Angst ist wie ein unsichtbares Kind, das gesehen werden will, das Anerkennung und Akzeptanz braucht. Wenn das Kind bzw. die Angst gesehen wird, verändert sie sich und sie kann wieder weichen. Verdrängen wir sie, wird sie jedoch größer und beginnt, uns zu beherrschen. Das Kind buhlt im übertragenen Sinne immer stärker um Aufmerksamkeit.
Eine gesunde Angst gehört zum Leben dazu; sie schützt uns vor Gefahren und mobilisiert oft ungeahnte Kräfte in kritischen Situationen. Eine Angst, die uns jedoch im eigenen Handeln und Leben dominiert und unsere Gedanken steuert und uns die Freiheit und Individualität raubt, scheint mir nicht gesund und hilfreich zu sein.
Es ist möglich, diese Ängste zu verwandeln, und für mich ist es ein

gutes Gefühl, eigene Techniken für den Umgang mit Ängsten an der Hand zu haben.

Und auch heute, fünf Jahre nach der Erkrankung, gibt es Momente, in denen mich die Angst wieder einholt. Es sind Momente, in denen ich wenig achtsam mit mir umgehe und in denen ich geschwächt bin. Es sind Momente, in denen ich aufgrund meiner Erfahrungen sehr sensibilisiert bin und in denen mich körperliche Empfindungen und Erscheinungen verunsichern und alte Ängste triggern. Gerade auch das Schreiben des ersten Teils dieses Buches sensibilisierte mich erneut für diese Ängste.
So bin ich dankbar, heute über Techniken wie das „Klopfen" zu verfügen und zu wissen, wie ich dieser Angst auf verschiedenen Wegen begegnen kann und nicht mehr das Opfer bin. Ich kann mir helfen.
Bei allem Vertrauen in meine Gesundheit und das Leben gehören diese herausfordernden Momente ebenfalls in mein Leben.

Gesprächspartner

In dieser Zeit, in der das eigene Leben plötzlich bedroht war und ich in vielerlei Hinsicht mit Herausforderungen zu kämpfen hatte, brauchte ich viel Ruhe, aber auch immer wieder den Austausch mit Menschen. Im Nachhinein fällt mir auf, dass es insbesondere die empathischen Menschen waren, die mir guttaten. Es waren die Menschen, die sich wirklich für mich und meine Situation interessierten. Diese Menschen zeigten mir ihr Mitgefühl, nahmen Anteil an meinem Leben, sie hörten mir aufrichtig zu und stärkten unausgesprochen meinen Glauben an die Genesung und an meine Stärke. Oftmals waren sie von meinem

Aktivismus und der lebensbejahenden Haltung berührt und beeindruckt. Ein Austausch mit diesen Menschen lud mich förmlich mit neuer Energie auf. Ich erzählte viel von mir, meine Offenheit und Ehrlichkeit halfen mir sehr dabei, mich von festgesetzten Ängsten zu befreien. Zudem genoss ich es, am „echten" Leben teilzuhaben. Es tat gut, andere Geschichten von „draußen" zu hören und nicht immer die Krankheit im Fokus zu haben.
Aber in erster Linie ging es um mich. Mochte ich früher niemals im Mittelpunkt stehen, genoss ich es fast, mich in vertrauten Gesprächen ganz und gar zu öffnen und von mir und meinem Leben zu berichten. Ich hatte weder Anlass noch Kraft und Muße für unbewusste Rollenspiele der früheren Art. Ich fühlte mich authentisch und wohl.
Diese echte Wiebke zu sein, gab mir ungeahnte Energie. Diese Energie benötigte ich für meinen langen Weg der Therapie.

Die Gesprächspartner, die mir nicht guttaten und mir Energie raubten, waren die, die sehr mit sich selbst beschäftigt waren und wenig Einfühlungsvermögen besaßen. Meine Erkrankung und mein Therapieweg weckten in anderen Menschen eigene Ängste und sie sahen den Schmerz und den Tod damit verbunden. Hatte ich gerade eine gute, stabile innere Ausrichtung, äußerten sie unbefangen ihre Skepsis und ich konnte ihre Ängste und ihre Zweifel an meiner Genesung deutlich spüren. Natürlich spiegelten sie auch etwas von der eigenen Angst, die in mir steckte, doch diese wollte ich nicht auch noch geschürt bekommen. Aus Höflichkeit beendete ich negative Gespräche und Begegnungen nicht. Aus heutiger Sicht würde ich versuchen, mich gezielter abzugrenzen, um mich zu schützen. Ich hätte diesen Menschen deutlich sagen sollen, dass mir ihre Worte nicht guttäten und ich das Gespräch deshalb leider beenden müsste.

Für mich selbst zu sorgen, lernte ich in der folgenden Zeit nach und nach, aber es ist kein leichter Prozess. Noch heute fällt es mir nicht immer leicht, anderen Menschen etwas Ablehnendes zu sagen, auch wenn ich weiß, dass es richtig ist.

C. Mein Sohn

Ehrlichkeit

Als ich die Diagnose erhielt, war Luis fünf Jahre alt, ein lebendiges, aufgewecktes Kind, das in den Kindergarten ging.
In der ersten Zeit mussten mein Mann und ich die schockierende Diagnose und ihre direkten Konsequenzen erst einmal verstehen und annehmen. Jeder auf seine Weise funktionierte.
Ungewöhnlicherweise schien das Funktionieren auch für Luis zuzutreffen.
Natürlich versuchten wir, im Beisein von Luis unsere Emotionen und Gespräche im Hinblick auf die neue Situation zurückzuhalten und uns möglichst ruhig und normal zu geben. Mir ist völlig bewusst, dass Kinder unausgesprochene Emotionen und Energien spüren und weit mehr wahrnehmen, als wir Erwachsenen es vermuten würden. Doch ihn jetzt mit der Botschaft meiner Erkrankung direkt zu konfrontieren, wäre für alle eine Überforderung gewesen. Der richtige Zeitpunkt, um Luis in das Geschehen bewusst und dabei kindgerecht einzubeziehen, würde kommen.
Luis ist mit hochsensiblen Antennen ausgestattet, sodass man hätte vermuten können, er würde sich unruhig, ängstlich oder in einer

anderen auffälligen Weise in dieser bedrohlichen Anfangszeit verhalten. Das Gegenteil war der Fall. Luis war entspannt und normal, und es wirkte, als blendete er aus, was er unterschwellig wahrnahm und erlebte. Es schien für ihn das Normalste der Welt zu sein, dass Oma plötzlich oft bei uns war und ihn auch für einen längeren Zeitraum in der Vorweihnachtszeit mit zu sich nahm. Es schien ihn nicht zu wundern, dass seine Mama verändert wirkte und sich auch eine längere Zeit nicht bei ihm meldete, als er bei der Oma in der Ferne war. Natürlich haben es die Oma und mein Mann auf ihre Art großartig gemacht, sich um Luis zu kümmern, und es fehlte ihm an nichts. Zudem hatte er bei Oma viel Spaß mit Cousins und Cousine.
Als mein Mann Luis am Morgen des Heiligen Abends wieder nach Hause holte und ihm erzählte, dass die Mama im Krankenhaus gewesen war, schien es Luis ebenfalls nicht zu beunruhigen. Ich erklärte ihm dann, dass meine Brust krank gewesen und ich daran operiert worden war, und zeigte ihm die Schläuche, die ich am Körper trug. Luis hatte einige Fragen, aber schnell war es gut für ihn und er widmete sich anderen Dingen. Das Baumschmücken und die Geschenke vom Weihnachtsmann waren eine wundersame Fügung. Wie gut. Ich empfand es als unendlich wertvoll und wohltuend, mit meiner kleinen Familie zusammen zu sein, und ich fühlte, dass es Luis ebenso ging. In den weiteren Tagen bemerkte Luis die Aufmerksamkeit, die mir andere Menschen entgegenbrachten, aber ohne irgendeine scheinbare Aufregung. Ihm war das Ausmaß der Erkrankung in seinem kindlichen Verständnis nicht bewusst, und gleichzeitig hatte ich das Empfinden, als wäre er auf sonderbare Weise in Watte gepackt, die ihm Schutz gab. Auch mir gelang es, die Weihnachtszeit und die Besuche von Freunden zu genießen, sodass es trotz allem eine Zeit mit vielen schönen Momenten war, die Luis sehr genoss. Ich empfand diese Zeit als eine

besonders innige Familienzeit. Selbstredend gab es auch immer wieder Momente der Verzweiflung, die Luis, so er sie spürte, völlig ausblendete.
So vergingen die ersten Tage und schließlich begann das neue Jahr. Nun kannte ich meinen Therapieplan und ich wusste, es würde bald an der Zeit sein, offen und ehrlich mit Luis über das Ausmaß meiner Erkrankung zu sprechen.
Bisher wusste Luis, dass meine Brust erkrankt war und dass ich in der nächsten Zeit Medikamente nehmen musste.
Ich wollte unbedingt selbst mit Luis über alles sprechen und es zudem vermeiden, dass er von anderen Menschen etwas über mich und den Krebs hören musste und im schlimmsten Falle noch Äußerungen mitbekam, die ihn verunsicherten und ängstigten.
Auch wusste ich, dass ich bald die Haare verlieren würde, was Luis nicht verstehen können würde.
Mit einer weiteren Psychoonkologin besprach ich, wie ich Luis meine Krankheit kindgerecht vermitteln konnte. Wieder war ich dankbar für eine wunderbare Unterstützung. Die Möglichkeit einer Fantasiereise fand ich wunderbar. Mit Fantasiereisen hatte ich in der Schule gern gearbeitet. In meinem Kopf sah ich die Geschichte der Fantasiereise in Bildern vor mir und ich schmückte sie nach meinen Vorstellungen und inneren Eingebungen aus.

Die Ritterburg und Mama mit Mütze

Das allabendliche Zubettbringen von Luis war schon immer ein festes geliebtes Ritual mit Vorlesen und dem Erzählen vom Tag und von Dingen, die das Herz berühren, gewesen. Es war immer eine innige Zeit mit Ruhe und Kuscheln und des Einander-Zuhörens.

Ich folgte meinem Herzen und erklärte Luis an einem Abend, dass ich mit ihm genauer über meine Krankheit sprechen wollte und dazu eine Fantasiegeschichte erzählen würde. Der jetzige Zeitpunkt zur Öffnung fühlte sich richtig an, ich fühlte mich stark und frei und war froh, nun offen und ehrlich mit Luis zu sprechen.

Es wirkte, als freue Luis sich, dass nun die richtige Zeit gekommen zu sein schien, in der er in das uns alle umgebende Thema mit eingebunden wurde. Luis wirkte nicht überrascht, eher weise und wissend. Er begann sofort, Fragen zu stellen und eigene Beobachtungen zu beschreiben. Mir wurde bewusst, dass dieser kleine Junge die letzten Wochen aus seiner kindlichen Perspektive sehr wohl beobachtet hatte, dass sich etwas verändert hatte.

Es mag Meinungen geben, die besagen, man solle alles von Kindern fernhalten, um sie zu schützen, welche ich jedoch in keiner Weise unterstütze. Aus der Tätigkeit als Pädagogin wie auch als Mutter und Mensch kann ich ausdrücklich sagen, dass Kinder wache Beobachter ihres Umfeldes sind und sämtliche Energien, negativ wie positiv, spüren. Sie können noch nicht alles in ihre Welt einordnen, aber sie wissen immer, ob es Veränderungen gibt. Oftmals wollen sie vielleicht an das Gute und die heile Welt glauben, weil ihnen das vermeintliche Geborgenheit gibt. So trägt es sich auch mit Streitigkeiten zwischen den Eltern zu. Kinder spüren diese meiner Meinung nach immer, auch unausgesprochen.

Es herrschte eine liebevolle und vertraute, wunderschöne Stimmung zwischen Luis und mir, als ich begann, die Geschichte zu erzählen. Wir verabredeten, dass Luis jederzeit Anmerkungen und Fragen äußern durfte, was er auch lebendig tat. Die Geschichte wurde dadurch regelrecht zum Leben erweckt und ist noch heute tief in unseren Herzen verankert.

Kinder denken in Bildern, magisch und zauberhaft, sodass ich die Geschichte entsprechend mit vielen Bildern ausschmückte und stimmungsvoll erzählte.

♡

Die Ritterburg

Stell dir vor, der Körper von deiner Mama gleicht einer Ritterburg. Es handelt sich um eine wunderschöne Ritterburg mit großen Burgmauern, einem tiefen Burggraben, vielen Türmen, prunkvollen Burgsälen mit schweren Tischen und Bänken, unzähligen Stühlen, silbernen Leuchtern und feinem goldenen Geschirr. Goldene Münzen und glänzender Schmuck ruhen in den Schatztruhen tief im Keller. Es gibt die Burgküche, in der köstliche Speisen über einer Feuerstelle brutzeln. Ein großer Brunnen versorgt im Burghof die Burgbewohner mit frischem Wasser. Es gibt Werkstätten und Kammern, die die Rüstungen, Speere, Pfeile und Bögen für die Ritter bereithalten, ebenso einen wunderschönen Garten mit vielen verschiedenen Pflanzen und Tieren. Es hoppeln Häschen und summen Bienen herum, überall wachsen verführerisch duftende Blumen in den schillerndsten Farben, besonders die großen Rosenstöcke leuchten von Weitem in purem tiefen Rot und verströmen ihren herrlichen Duft.

In den Stallungen leben hochgewachsene, starke Pferde, schnelle Jagdhunde und stolze Falken, und es gibt flatternde Hühner und Gänse, und natürlich flitzen jede Menge flinke Mäuse umher.
Diese stolze und wunderschöne Ritterburg hat viele Ritter, die die Burg beschützen und vor Angreifern verteidigen, was immer mal wieder der Fall ist. Die Ritter sind stark und mit großem Geschütz ausgestattet, und es gelingt ihnen immer wieder, mögliche Angreifer in die Flucht zu schlagen und ihre wunderschöne Ritterburg zu verteidigen.
Nun trug es sich eines Tages zu, dass die Ritterburg von einem riesigen Heer von Angreifern attackiert wurde. Es waren unzählige sehr starke und listige Angreifer, sodass die Ritter von Mamas Ritterburg ins Straucheln kamen. So sehr sie auch kämpften, merkten sie, dass es allein schwierig wurde, die Angreifer abzuwehren. Sie merkten, dass sie Hilfe von außen brauchen würden, um diesen Kampf zu gewinnen.
Es gab eine benachbarte Ritterburg und die Ritter waren miteinander befreundet. So baten die Ritter der angegriffenen Burg die Nachbarsritter um ihre Unterstützung im Kampf gegen die Angreifer.
Diese Ritter ließen sich nicht lange bitten und halfen sofort. Jetzt ging der Kampf so richtig los. Die Ritter kämpften gemeinsam mit vereinten Kräften gegen die fremden Ritter. Es dauerte eine Zeit, aber schließlich waren die Eindringlinge vertrieben und besiegt.
Der Kampf hatte Spuren hinterlassen und die Ritterburg glich einem Schlachtfeld. Es hatte eine große Verwüstung stattgefunden. Stühle und Bänke lagen kaputt herum, Geschirr war zerbrochen, Blumen waren abgeknickt und zertreten und Büsche herausgerissen. Es brannte das Stroh in den Stallungen. Die Tiere liefen wild durcheinander.
Doch schon bald kehrte eine friedliche Ruhe ein. Alle Ritter waren erschöpft und sehr froh. Es gab ein Dankesfest für die Ritter der Nachbarburg.

In der nächsten Zeit setzten dann die Aufräumarbeiten und das Reparieren der vielen zu Bruch gegangenen Sachen ein. Es brauchte eine ganze Weile. Schließlich kamen die Ritter auch wieder zu Kräften und die ganze Burg begann, in altem Glanz zu strahlen.

Die Ritterburg ist zu vergleichen mit Mamas Körper, der ebenfalls von Eindringlingen angegriffen wurde. Man nennt sie böse Zellen. Diese Eindringlinge sind so stark, dass die eigenen Ritter, also die eigenen Abwehrkräfte des Körpers, diese nicht allein besiegen können. Deshalb brauchen Mamas Ritter Unterstützung von den Rittern der Nachbarburg. Die bekommt Mama in Form von Medizin.
Der Kampf der Ritter macht sehr müde und es geht richtig viel kaputt. Das zeigt sich bei Mama daran, dass sie oft sehr erschöpft und müde ist, und auch daran, dass Mamas Haare ausfallen. Die Haare wurden sozusagen wie die Pflanzen der Burg kaputtgemacht.
Nachdem die Eindringlinge schließlich mit Medizin bekämpft wurden und verschwunden sind, kann der Körper wieder heilen und die Haare werden ebenfalls wieder wachsen. Das alles wird eine Zeit brauchen, eine längere Zeit als beispielsweise eine Erkältung.

Luis verfolgte die Geschichte aktiv und ich konnte förmlich sehen, wie er sich alles bildlich vorstellte und verstand. Immer wieder ergänzte er die von mir beschriebene Burg und das Geschehen um wertvolle Einzelheiten seiner eigenen Vorstellung.

Ganz bald schon saß ich abends mit einer Mütze an Luis' Bett. Für Luis war der Haarverlust ein Zeichen dafür, dass da viel los war in Mamas Körper bzw. Mamas Ritterburg.
Für mich war es eine große Erleichterung, Luis auf kindgerechte Weise

ehrlich zu begegnen. Nun konnten wir mit vereinten Kräften an den guten Ausgang meiner Erkrankung glauben und sahen sie schon im Geiste bildlich vor uns.

Der gute Ausgang war das Ziel, doch erklärte ich Luis auch, dass Krebserkrankungen sehr schwere Erkrankungen waren, bei denen Menschen auch sterben konnten, bildlich gesprochen, bei denen die Ritterburg von den fremden Rittern erobert wurde.
Ich wusste, dass Luis früher oder später solche Aussagen von anderen Menschen hören würde, sodass ich ihn vorbereiten wollte.
Für uns als Familie war klar, dass ich genesen würde. Daran hielten wir fest und daran wollten wir glauben. Diese Zielrichtung half allen von uns sehr.

Gesprächszeit am Abend

Allabendlich hatten Luis und ich Gesprächszeit im Bett. War Luis tagsüber in seiner eigenen Welt mit Kindergarten, Verabredungen mit Freunden, Spielen und anderen Dingen beschäftigt, gab es diese kleine feine gemeinsame Zeit am Abend, die wir beide liebten. Wir kuschelten uns im Bett ein und erzählten vom Tag. Noch heute lassen wir wie damals allabendlich die jeweils drei wichtigsten Erlebnisse des Tages Revue passieren. In der damaligen Zeit war es auch ganz wichtig, dass Luis mir alle Fragen stellen konnte, die auf seinem Herzen lagen. So ging es immer wieder auch um den Krebs. Regelmäßig waren die Ritter und die Ritterburg Thema. Luis erzählte auch von dem, was andere Kinder im Kindergarten über Krebs erzählten. Das Sterben war auch ein Thema. Generell war die Krankheit nicht Thema Nummer

1, doch spürte ich die Wichtigkeit und fühlte, dass Luis froh war, alles äußern zu können, was ihn innerlich bewegte. Dass ich ja wirklich keine Haare mehr hatte, wurde ihm besonders am Abend wieder sehr bewusst, wenn er mich mit der Mütze erlebte. Am Tage trug ich meist die Perücke, was meinen Zustand verschleierte. Diese vermeintliche Normalität machte es in gewisser Weise ein bisschen leichter für Luis, das Thema Krankheit am Tage auszublenden. Gleichzeitig spürte er dann wiederkehrend am Abend, dass die eigentliche Situation eine andere war. Es war es für ihn wichtig, vor einigen Menschen zu erwähnen, dass es sich ja bei meinen Haaren um eine Perücke handelte und ich darunter ja wirklich keine Haare hätte. Ich glaube, Luis wollte mir indirekt helfen, authentisch zu sein, und zeigen, dass ich eigentlich nichts zu verheimlichen hatte. Kinder und speziell Luis tragen in sich eine große Ehrlichkeit und Weisheit, die mir durch unsere Situation immer mehr ins Bewusstsein kamen.
Das Schönste war es für Luis, wenn ich am Abend von mir und meiner Kindheit erzählte. Er forderte es jeden Abend ein. Es war faszinierend. War mein Erinnerungsvermögen erschöpft, wurde er nicht müde, immer weiter zu bohren, oder er wollte Bekanntes noch ein weiteres Mal hören. Über dieses Erzählen baute mir Luis die Brücke zu vielen schon fast vergessenen oder auch verdrängten Ereignissen und Gefühlen in meiner Kindheit. Es hatte fast therapeutischen Charakter, ohne dass davon etwas zielgerichtet oder bewusst ablief. Luis fragte und ich antwortete. Luis spürte hin und wusste, dass in Mamas Erinnerungsschatzkiste noch viel mehr zu entdecken war. Er ließ nicht locker und nach und nach rekonstruierten wir meine Kindheit und für mich elementare Erinnerungen. Ich arbeitete sozusagen meine Kindheit mit meinem Kind in positiver Weise auf.
Aus dem Kindergarten kannte Luis das Beten zu Gott. Er mochte

es gern. Bereits in den Zeiten vor meiner Erkrankung beteten Luis und ich je nach Gefühl und Wunsch zusammen und wir lasen in der Kinderbibel. Luis mochte die Geschichten der Bibel. Ich glaubte auf meine Weise an eine höhere Macht, aber besonders christlich waren wir zu Hause nicht.
In dieser Zeit beteten Luis und ich jeden Abend. Es hatte sich als ein ganz natürliches Ritual gefestigt. Wir baten Gott um Gesundheit und Schutz für unsere Familie und für alle lieben Verwandten und Bekannten. Es war Luis wichtig, sie alle aufzuzählen und um Schutz zu bitten. Mir gab es ein gutes Gefühl und Luis schien damit auch seinen absoluten Frieden zu finden. Für mich war das Beten und Bitten zu höheren Mächten zuvor kein Teil meines Lebens gewesen. Mit Luis zusammen machte es plötzlich so viel Sinn und fühlte sich warm und richtig an.

Das Haare-Fest

Nachdem die Chemotherapie hinter mir lag und ich schließlich auch die Bestrahlungstherapie durchlaufen hatte, begannen die ersten weichen Haare zu sprießen. Ein leichter Haarflaum legte sich über meinen kahlen Kopf und zauberte mir ein Staunen und ein Lächeln ins Gesicht. Sollte das Tal endlich durchschritten sein? Die Haare zeigten mir das Ende der intensiven Therapiezeit auf.
Zu Hause lief ich noch eine Weile mit wärmender und schützender Mütze herum. Ich spürte aber, dass sich Perücke und neue Haare irgendwie widersprachen und dass da etwas Neues aus mir herauswollte, vielleicht symbolisch mit einem Neubeginn für mich zu vergleichen.
Einer Freundin, die auch Friseurin ist, offenbarte ich meine ultrakurzen Haare und ihre Reaktion war wundervoll. Sie fand mich mit

meinem neuen Look sehr modern und hipp. Sie beschrieb mich als Hingucker und als prädestiniert für diese kurzen Haare. Sie motivierte mich, mich in der Öffentlichkeit endlich ohne Perücke und ohne Mütze zu zeigen.
So fuhr ich nach unserer Verabredung im geschützten Rahmen des Autos mit meinen feinen neuen Haaren nach Hause, die Zweitfrisur lag auf dem Beifahrersitz. Den treuen Begleiter Perücke setzte ich fortan nur noch einmalig für eine kurze Zeit auf und fühlte, dass sie nun nicht mehr zu mir gehörte. Ich legte sie, ihr dankbar und treu verbunden, in ihr Kästchen zurück.
Mein Sohn und eine Spielkameradin waren die ersten Personen, denen ich mich mit neuen Haaren zeigte. Ich selbst sagte nichts und auch von den Kindern kam keine wirklich große Reaktion. Irgendwie war alles ohne Worte einfach richtig so.
Am nächsten Abend gingen mein Mann und ich zum Essen in ein sehr schönes Restaurant aus. Es war sozusagen ein weiteres Wirkenlassen in anonymem, schönem Ambiente. Fühlte ich mich einerseits ungeschützt, war ich gleichzeitig stolz und positiv aufgeregt. Niemand beachtete meine Haare oder wenn, dann fiel ich damit eher positiv auf. Ich war glücklich.
An diesem Abend bin ich einen riesigen Befreiungsschritt für mich gegangen.
Es gab kein Zurück, nur noch ein Vorwärts, ich fühlte mich unaufhaltsam und gut.
Luis hatte meine jüngste Entwicklung und Veränderung ohne große Kommentare begleitet. Ab und zu äußerte er, dass die Haare aber doch sehr kurz wären. Nachdem er verstand, dass es für mich gut und richtig war, mich so den Menschen zu zeigen, war es für ihn auch in Ordnung. Für Luis war das Verlieren der Haare immer ein Thema gewesen, das

ihn bewegte. Die fehlenden Haare standen als Bild dafür, dass seine Mutter sehr krank, bedroht und nicht in ihrer ganzen Kraft war. Sie standen für eine intensive Zeit des Miteinanders, aber vor allem auch für eine Zeit der Ängste, des Ungewissen, des Funktionierens und letztlich auch für eine Zeit der großen Anspannung.
Es ging nicht nur für mich eine sehr schwierige Phase des Lebens zu Ende, auch für Luis waren die letzten Monate nicht leicht gewesen.
Es würde eine neue, eine andere Phase – und wie wir fühlten, eine leichtere neue Phase – folgen. Diese wollte ich mit Luis einläuten und feiern.
Diese neue Freiheit zeigte sich in Form der neuen Haare.
So feierten wir ein Haare-Fest.
Luis und ich veranstalteten ein ganz privates Fest in seinem Kinderzimmer. Gäste waren seine Kuscheltiere, die ja auch alles miterlebt und Luis stets begleitet hatten. Wir machten es uns mit Keksen, Chips, Gummibärchen, Getränken usw. gemütlich und tanzten bei Kerzenschein und Diskolicht zu Lieblingsliedern.
Dieses Fest war eine Befreiung und ein Willkommenheißen einer neuen Zeit.
Einige Monate später haben wir als Familie gemeinsam einen wunderschönen und besonderen Urlaub verbracht.
Dieser Urlaub war für uns eine Würdigung von dem, was in der Vergangenheit war in all seinem Ausmaß, ein Loslassen und eine große Belohnung für uns. Es war der Auftakt in eine neue Zeit. Den Blick immer nach vorn gerichtet mit vielerlei prägenden Erfahrungen im Gepäck.

Der Zwang, ein Ausdruck von kindlicher Angst

Heute weiß ich, dass Luis in vielerlei Hinsicht hochsensibel ist, sodass es naheliegt, dass diese große Zeit der Erkrankung der Mutter, der Unruhe, der Angst, der Ungewissheit und der verschiedensten Emotionen auch von Luis intensiv verarbeitet werden musste und ihren Ausdruck finden würde.

Schien Luis die Therapiezeit ohne auffällig intensive Anteilnahme und Belastung zu durchlaufen, zeigte die weitere Entwicklung, dass Luis durchaus belastet war und zusätzliche Hilfe für eine Verarbeitung benötigte.

Im Nachhinein wurde deutlich, dass bei aller Gesprächsarbeit zwischen mir, dem Vater und Luis immer auch eine bedrohliche Angst im Raume stand, die Luis unterschwellig fühlte und die ihn später auf subtile Art zu beherrschen begann.

Im Nachhinein, so denke ich es mir, hätte ich Luis über meine Ängste berichten können, um auch seinen Ängsten Raum zu geben. Nicht gelebte Gefühle finden immer ihren Weg, um sich auszudrücken, sie sind nicht einfach weg. Wieder zeigte es mir, dass Kinder alles spüren und dass Offenheit wichtiger ist als gutgemeinter Schutz.

Luis' Ängste fanden ihren Weg zu späterer Zeit und drückten sich in zwanghaftem Verhalten aus.

Luis hatte, während ich krank war, immer funktioniert. Kam er aus dem Kindergarten, musste er zeitweise seine kleinen Kinderhände desinfizieren oder er erlebte Mama mit Mundschutz. So gut wir es ihm auch erklärten, war es eine unnatürliche und bedrohlich wirkende Situation.

Wie bereits beschrieben, wollten wir uns für die intensive Zeit mit einem wunderschönen Urlaub belohnen und diese in die Vergangen-

heit verbuchen. Ich war erstmals richtig entspannt und wir alle genossen die wunderbare Zeit in vollsten Zügen.
Im Nachhinein schien es, dass, nachdem es mir nun besser ging, die Zeit gekommen wäre, dass Luis nun unbewusst auf sich aufmerksam machte. Er zeigte erstmals ein spezielles Verhalten, was uns aber in dem Moment noch nicht nachhaltig auffiel. Er wusch, nachdem er im Kinderclub gewesen war, seine Hände. Dieses Verhalten setzte sich auch fort, als er nach dem Urlaub aus dem Kindergarten kam. In gewisser Weise kannte er dieses Muster ja auch aus der Zeit der Krebstherapie.
Dieses Verhalten verebbte wieder und es trat ins Vergessen. Schließlich trat es im Rahmen des Schulbeginns wieder in Erscheinung. Der Schulbeginn war eine aufregende Situation, und fortan ging Luis aus verschiedenen Gründen auch nicht besonders gern in die Schule.
Luis wusch sich nach der Schule die Hände und wechselte sogar die Kleidung. Immer mehr wurde uns Eltern bewusst, welch großen Aufwand Luis betrieb, nichts außerhalb des Zuhauses zu berühren und seine Sachen zu schützen. Das Waschen wies krankhaften Charakter auf. Ich fühlte, dass es ein Hilfeschrei von Luis' Seele war, und holte mir Rat ein, um meinem Kind zu helfen.
Schließlich arbeiteten wir als Familie, aber insbesondere Luis, mit einer wundervollen Kinderpsychotherapeutin zusammen. Wöchentlich ging er zu seinem Termin und besiegte den Zwang. Luis ging sehr gern zu diesem Termin und wuchs enorm daran. Er lernte, sich der Angst, die ihn beherrschte, zu stellen und über sie und sich selbst hinauszuwachsen. Diese Therapie war eine Stärkung seiner ganzen Persönlichkeit und eine unglaubliche Bereicherung für Luis, aber auch für seinen Vater und seine Mutter.

D. Mein Mann

Ungeahnte Kräfte und Funktionieren

Für mich hat die Diagnose Krebs einen großen Schock ausgelöst. Ich habe es als den freien Fall ins Ungewisse beschrieben. Die Sterblichkeit rückte bedrohlich nah und das eigene Leben wurde durch einen Therapieplan mit allen Konsequenzen fremdbestimmt. Nichts war mehr wie vorher.

Ich hatte das große Glück, nicht allein durch diese schwere Zeit gehen zu müssen. Ich hatte meinen Partner fest an meiner Seite. Der Satz der Eheschließung „… in guten wie in schlechten Zeiten …" bekam für mich eine völlig neue Ausrichtung und Kraft.

Wie wir auf Schicksalsschläge reagieren, wissen wir Menschen im Einzelnen nicht. Wir können unsere Gefühle und Reaktionen und unsere notwendigen Kräfte und Ressourcen dafür nicht ermessen und im Vorfeld einschätzen.

Ich habe zuvor beschrieben, dass sich Menschen von mir zurückgezogen haben, weil sie sich selbst schützen mussten. Ich habe beschrieben, dass ich andere Menschen auffangen und aufbauen musste, weil sie mir und meiner Situation hilflos begegnet sind. Es ist durchaus nachvollziehbar, dass auch einem Partner die notwendige Kraft fehlen kann, um für den geliebten Partner zu sorgen.

Umso dankbarer bin ich, dass ich mit meinem Mann einen unglaublich starken und hilfsbereiten Partner an meiner Seite habe.

Als ich meinem Mann die Hiobsbotschaft am Telefon überbrachte, erlebte ich ihn sprachlos, was selten passierte. Im Rückblick funktionierte er von der ersten Minute an, um für mich und unsere Familie zu

sorgen. Ebenso wie für mich gab es für ihn keine Wahl. Wir mussten diesen neuen Weg gemeinsam beschreiten, mit dem großen Ziel meiner Genesung und dem Sorgen für Luis.
Mein Mann beschreibt immer gerne, dass es zuallererst ihm gut gehen müsse, damit er auch für andere da sein könne. Ein weiser und wahrer Ausspruch. In der Zeit der Krebstherapie stellte mein Mann seine eigenen Bedürfnisse jedoch instinktiv sehr weit hinten an. Sein großes Bedürfnis war jetzt verschmolzen mit meinem und fand sich in dem Ausdruck „Wir schaffen das“ wieder.
Rückblickend frage ich mich manchmal, woher mein Mann die Kraft nahm, für alle und alles zu sorgen und nebenbei auch noch einen großartigen Job zu machen. Er schien über ungeahnte Kräfte und Kapazitäten zu verfügen. Hatten wir vor der Erkrankung einen umfangreichen Wochenplan und ausgelastete Wochenenden, wurden wir im Rahmen meiner Therapie deutlich ruhiger und verbrachten die meiste Zeit zu Hause oder beim Spazierengehen im Wald. Diese neue Ruhe, die wir uns früher nicht eingeräumt hatten, war eine positive Nebenerscheinung der Situation, die besonders meinem Mann half, neue Kräfte zu tanken. Das regelmäßige Spazierengehen im Wald verband uns, und ich glaube fest daran, dass es eine ausgleichende, erdende und damit unsagbar positive Wirkung auf Luis, meinen Mann und mich hatte. Im früheren Leben war ein so langsames Spazieren in der Natur eher als langweilig angesehen worden und wir hatten wenig Zeit darauf verwendet. Nun bildete es einen Teil meiner und unserer Basis, die ich für meinen Teil beibehalten habe und weiterhin regelmäßig genieße.

Vielfältige Rollen

Mein Mann ist in vielerlei Hinsicht in dieser herausfordernden Zeit über sich hinausgewachsen. Neben der Rolle des Ehemanns und Vaters und weiteren familiären Verbindungen war er natürlich in seinem Beruf engagiert, was in der Regel viel Zeit in Anspruch nahm und nimmt.

Von Beginn der Diagnose an war mein Mann auch die starke Schulter, an die ich mich lehnen konnte. Er wurde nicht müde, mich zu motivieren und mich zum Lachen zu bringen. Das Lachen ist das Allerbeste. Wenn gerade gar nichts mehr geht, kommt mein Mann mit dem Satz „Soll ich mal einen Witz erzählen?“ um die Ecke, sodass ich schon automatisch zu lachen beginne in Erwartung, was kommen wird.

Das Trösten und der Umgang mit Schwäche sind Eigenschaften, die meinem Mann, wie er selbst sagt, nicht liegen. Meine Situation forderte ihn geradezu auf, über sich hinauszuwachsen.

Ebenso sind alle anfallenden Arbeiten im Haushalt nicht im selbsterwählten Sein meines Mannes angelegt. Trotzdem kümmerte er sich bravourös um den Einkauf und um die Mahlzeiten für Luis und mich, wenn es mir nicht möglich war. Rund um die akuten Zeiten der Chemotherapie kümmerte sich mein Mann, wann immer es ihm möglich war, um mich, zudem begleitete er mich zu allen wichtigen Arztterminen und unterstützte mich, wo er konnte. Ich fühlte mich nie allein. Das ist ein unbeschreiblich wertvolles Gefühl.

Selbst wenn ich bei Kräften war, durfte ich Luis nicht mehr in den Kindergarten begleiten, um mich nicht mit irgendwelchen Viren und Bakterien anzustecken. So erledigte und organisierte mein Mann oft alles rund um den Kindergarten und Spielverabredungen, Sporttermine und alles, was Luis betraf.

Natürlich gab es auch berufsbedingte Zeiten, zu denen mein Mann nicht für unsere Familie im Einsatz sein konnte. Noch heute bin ich meiner Mutter und lieben Freunden dankbar, dass sie uns in diesen Zeiten so selbstverständlich und liebevoll geholfen haben.
Wenn ich bei größeren Kräften war und verschiedene Aufgaben selbst übernehmen konnte, brachte ich mich glücklich ein. So waren wir beispielsweise alle glücklich, als ich Luis wieder in den Kindergarten begleiten durfte. Innerlich atmeten, glaube ich, alle auf, dass wieder ein wenig Normalität Einzug hielt.
Als ich nach der umfangreichen Therapie für drei Wochen zu einer Erholungskur auf eine Insel fuhr, hatten mein Mann und mein Sohn zu Hause echte Männerzeit. In der Ferne und im Vertrauen konnte ich eine entspannte Kur verleben. Abends schickten mir meine Männer liebevolle und lustige Videobotschaften. Zudem kamen sie mich auch besuchen und wir hatten wundervolle Wochenenden zu dritt, die sich erstmals wie ein kleiner Urlaub nach der langen Zeit anfühlten.
Mein Mann beklagte sich niemals bei mir, dass ihm alles zu viel würde. Er wirkte eher zufrieden und stolz, alles so gut zu managen und für seine Familie zu sorgen. Zu Recht. Ich empfand ihn zudem als sehr liebevoll und selten gereizt in dieser Zeit. Er funktionierte auf außergewöhnliche Weise.

Der Partner trägt und erträgt die Krankheit auf eine andere Weise als der Erkrankte. Vordergründig dreht sich alles um die Erkrankung und um das Aufrechterhalten des Alltags. Häufig wird gefragt, wie es dem erkrankten Menschen geht, was richtig und wichtig ist. Doch sollte man auch die nahestehenden Menschen und besonders den Partner sehen. Was braucht der Partner? Zudem trägt der Partner die Belastung nicht nur mit, sondern er leidet auch auf seine Weise mit und ist

in Not. Auch wenn die Not nicht lebensbedrohlich erscheint, sollte sie im Bewusstsein sein.
Es gibt Möglichkeiten, sich auch als Partner therapeutisch helfen zu lassen. Wie in jeder Lebenslage sollte jeder individuell entscheiden, wann und welche Hilfe er annehmen möchte. Vielleicht ist auch einfach das Gespräch mit einem guten Freund wichtig.
Wichtig sind aus meiner Sicht die Würdigung und das Gesehenwerden dieser begleitenden Menschen und ihrer unglaublichen Leistung und gegebenenfalls auch der Not.

Für meinen Mann war es wichtig, außerhalb der Familie auch einmal abschalten zu können. Er orientiert sich im Leben mit Vorliebe an den schönen Dingen und lässt das Ernsthafte gern für eine Zeit hinter sich. Ich kann mir vorstellen, dass selbst die Geschäftsreisen ein willkommener Ausgleich zu den Herausforderungen des damaligen Alltags waren. Wenn auch nur klein, dann waren sie vielleicht Oasen der Würdigung außerhalb der Familie und der Verantwortung. Oasen des Loslassens und des Auftankens in nötiger Distanz. Aus heutiger Sicht bin ich der Meinung, mein Mann hätte mehr Oasen des Abschaltens gebraucht. Auf wundersame Weise hatte er trotzdem die beschriebenen Kräfte, die ich dankbar annahm.

Ich weiß um die große Liebe und Unterstützung meines Partners, die mir diesen schweren Weg so sehr erleichtert haben. Ich bin sehr dankbar dafür.

Danke, mein lieber Mann … ich danke dir von ganzem Herzen.

Die Zeit der Diagnose und der Therapie ist die Zeit, in der es einfach „brennt". In dieser Zeit ist der erkrankte Mensch sehr bedürftig. Es gibt einen großen Bedarf an Zuwendung und Unterstützung in vielerlei Hinsicht.

Mein Partner hat viel Schmerz und große Ängste meinerseits intensiv miterlebt und mich auf seine Art unterstützt und sich selbst dabei übertroffen, für mich und unsere Familie zu sorgen. Aber ich bin überzeugt, dass diese Belastbarkeit Grenzen hat und nicht überstrapaziert werden darf.
Es bedarf zur Unterstützung des erkrankten Menschen Hilfe von außen, Hilfe von Experten. Es ist unsagbar wichtig, als Betroffener im weiteren Verlauf aus der Opferrolle auszusteigen und Eigenverantwortung zu übernehmen.
Auf Dauer ist der Partner kein Seelentröster, kein Psychotherapeut, kein Lebenscoach oder Sonstiges.
Auch benötigt der Umsorgende Verständnis und Anerkennung vom Betroffenen selbst und von anderen Menschen. Selbst wenn er vermeintlich „besser dran" ist, ist eine Selbstfürsorge für den Partner unabdingbar.

3.

Ich blicke zurück

2020 → 2014

so viel geschehen …
so viel erlebt …
Das Leben ist schön!

Danke

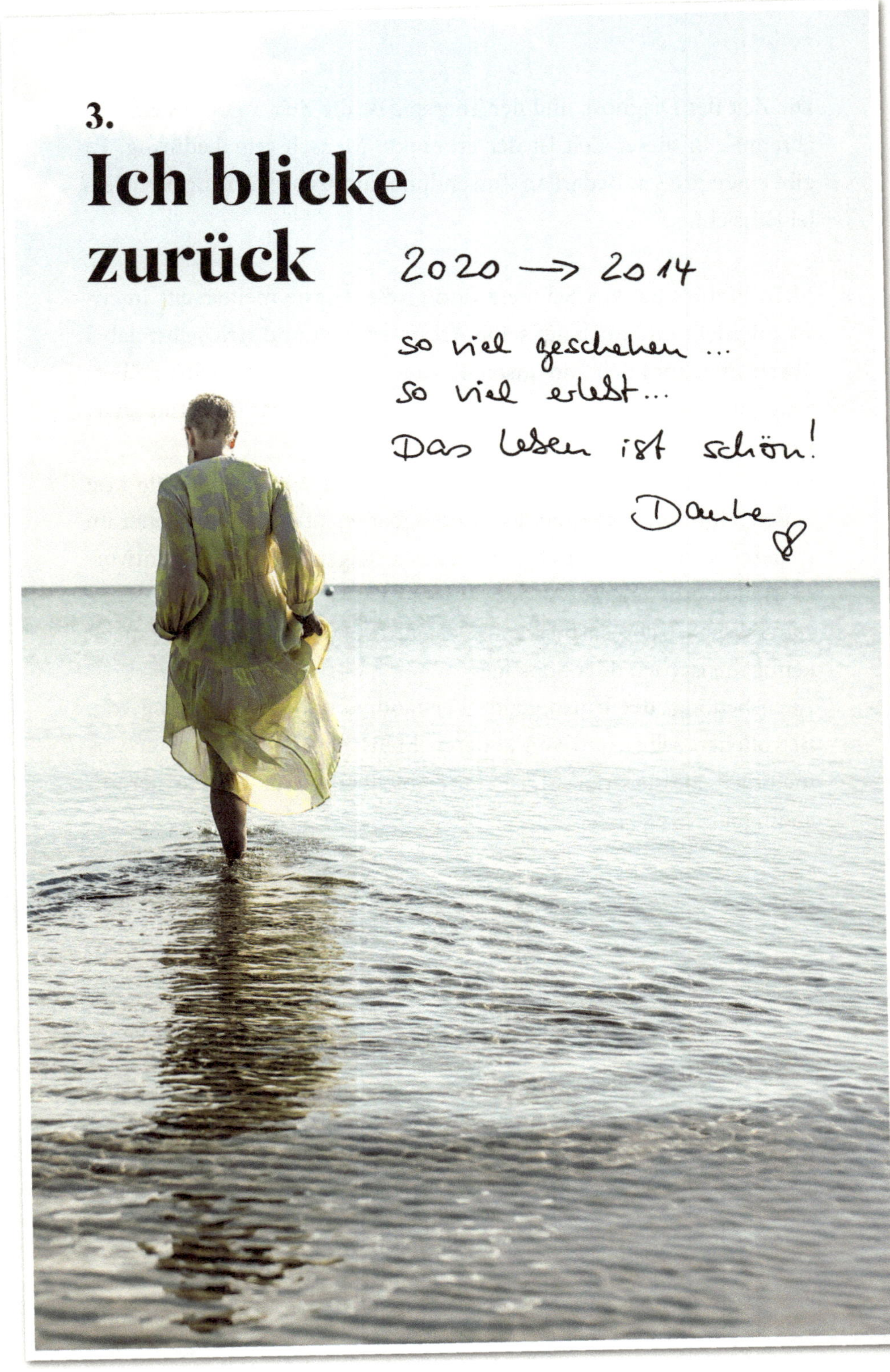

FAMILIENZEIT kurz vor der KREBSdiagnose

Lieblingsmenschen und Lieblingsorte …
mit Luis … meinem Mann Oli … am Meer

Sommer 2014

Spaß mit Luis
an der Ostsee

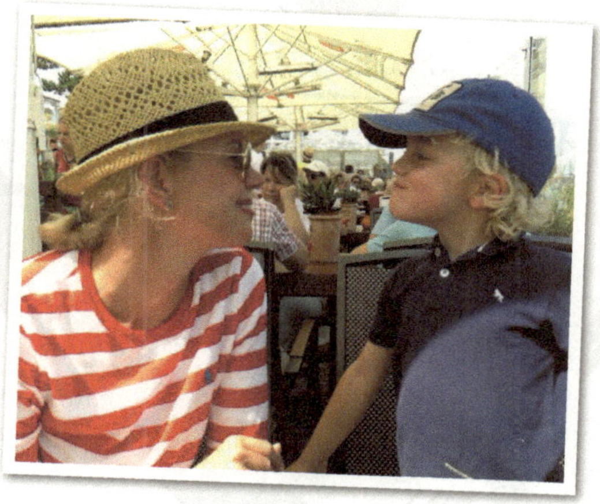

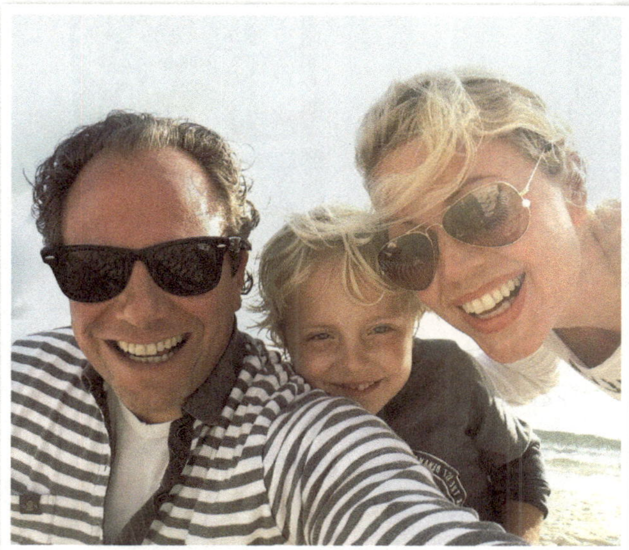

Herbstferien 2014 auf Mallorca

Hier entscheide
ich mich dafür,
die "Erbse" entfernen
zu lassen.
Meine innere Stimme
dringt zu mir durch.

Die Therapie hat begonnen

Der Perückentermin

Januar 2015

Es ist soweit,
die letzten Haare weichen,
sie werden abrasiert.
Diesen Moment
vergesse ich niemals!

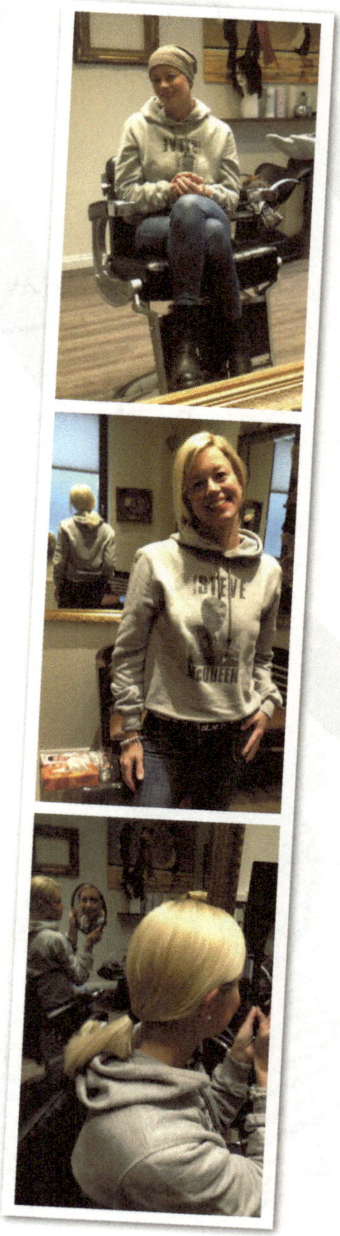

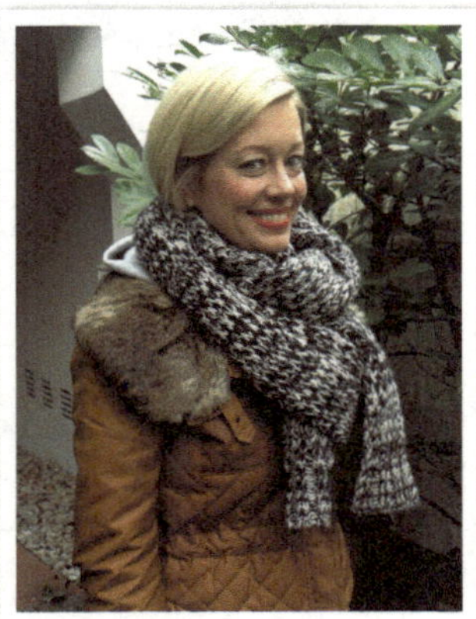

Das erste Mal mit Perücke ....
ist schon ungewohnt!

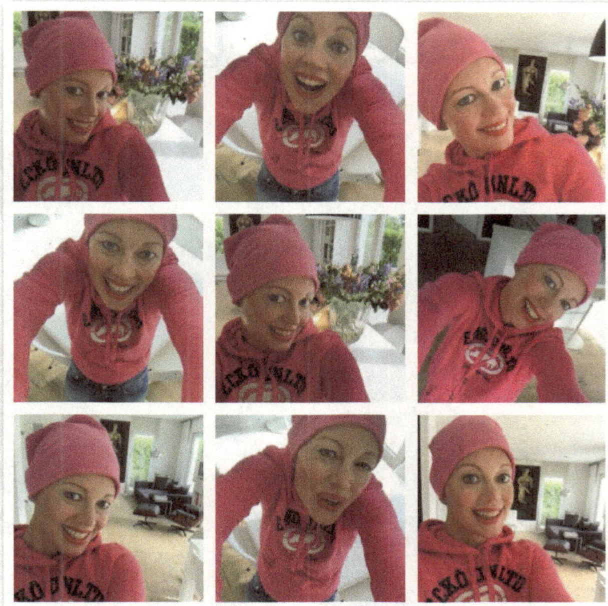

In der Therapiephase
im Frühjahr 2015

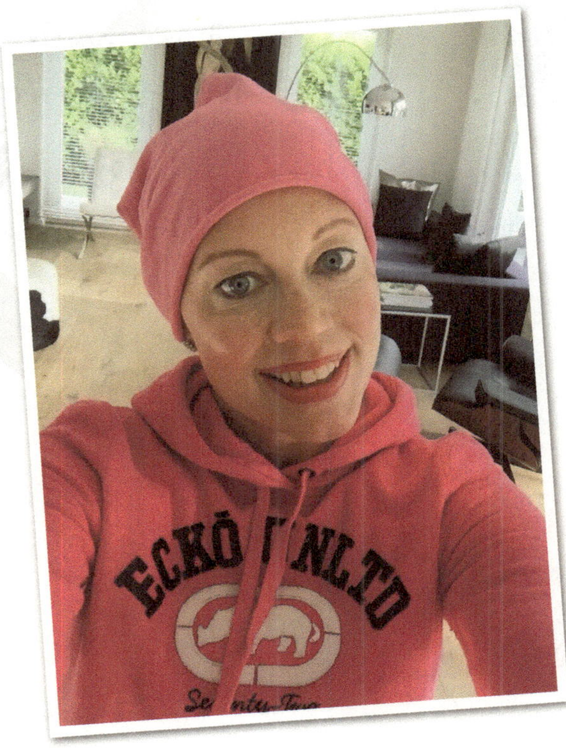

Ich mag mich
mit Mütze
:)

Familienzeit gibt mir so viel Kraft

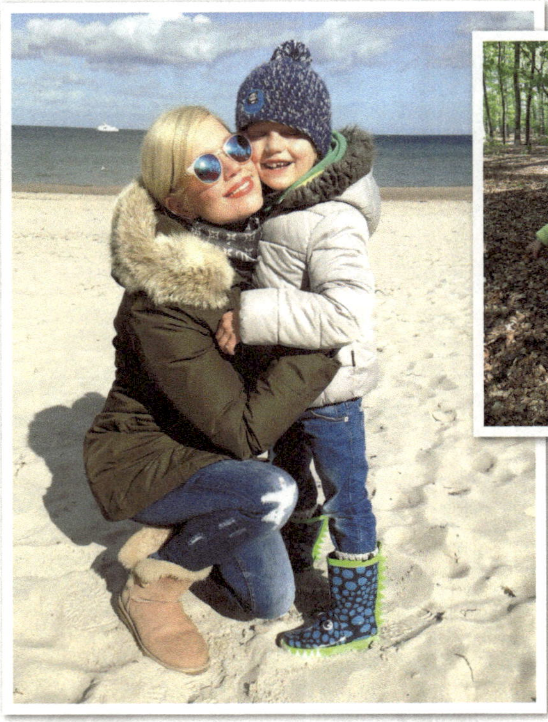

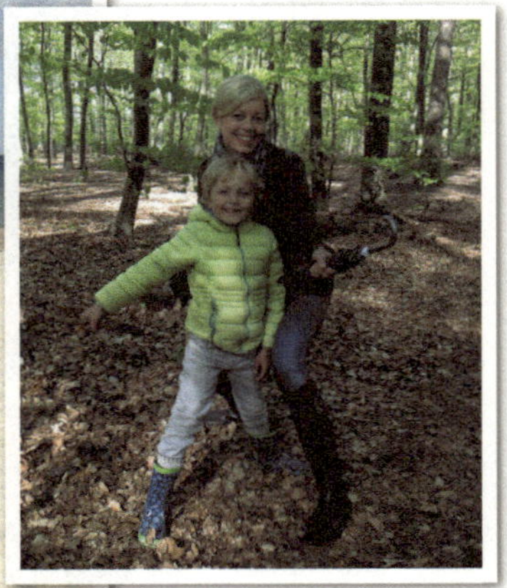

Mai 2015

Die Blätter sprießen.
Ich hole mir Kraft
in der Natur.

Lachen
ist die
allerbeste Medizin
:)

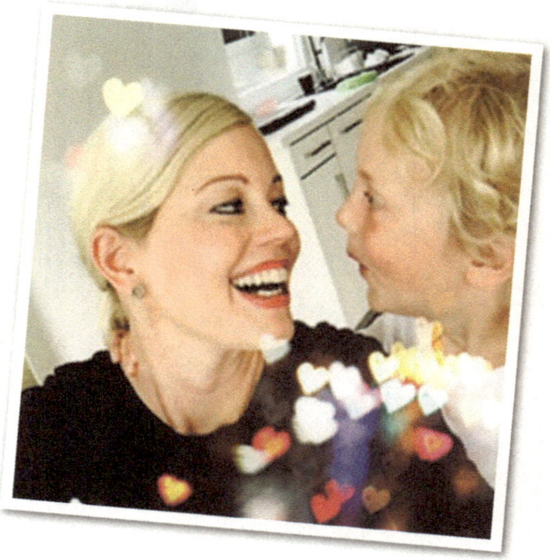

Der größte Teil der Therapie ist vorbei!

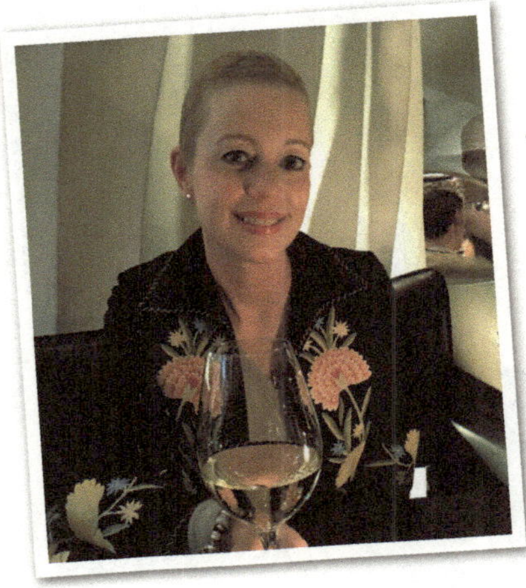

Die Chemo- und Bestrahlungstherapie sind überstanden. Die ersten Haare kommen wieder!!

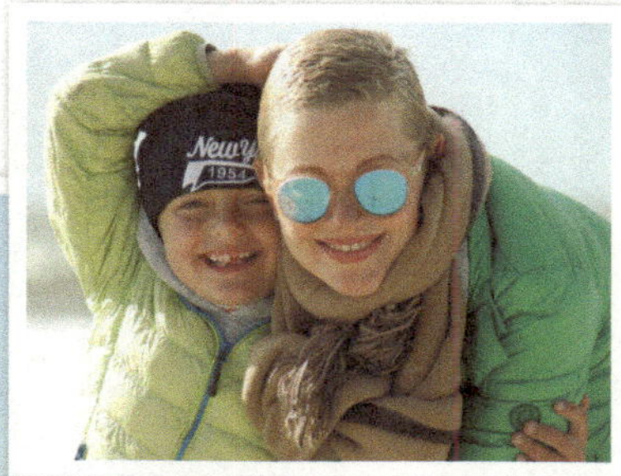

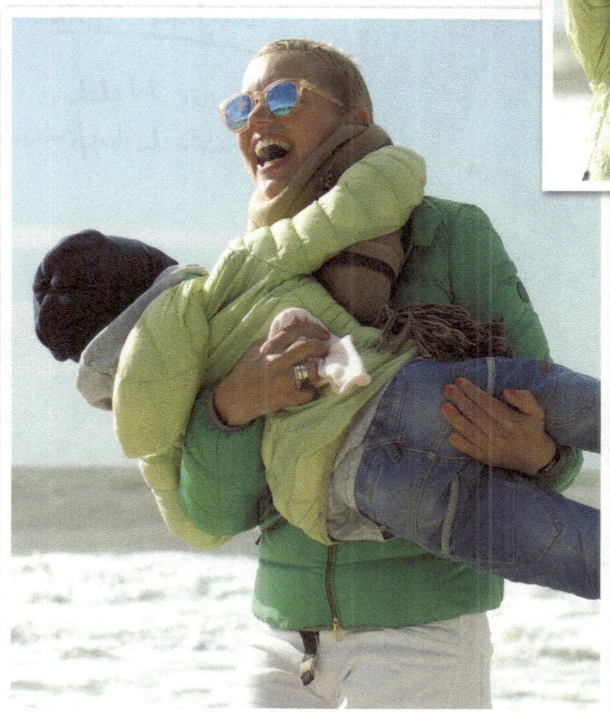

September 2015

Ich erhole mich bei einer Kur auf einer Nordseeinsel.

Besuch von meinem kleinen Mann ♡

Dezember 2015

Belohnungsurlaub...
Ein ganzes Jahr
ist vergangen...
Ich meditiere.

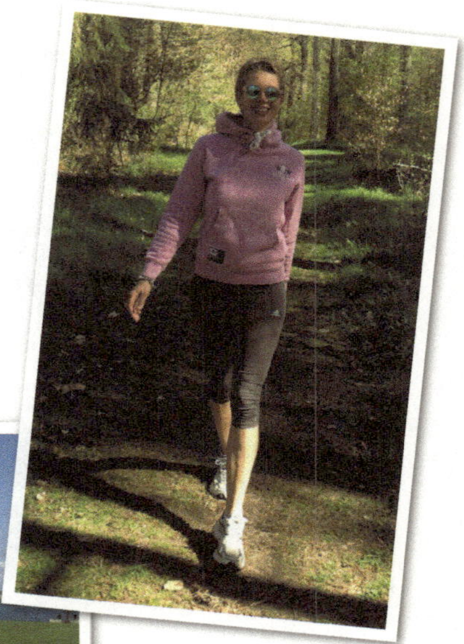

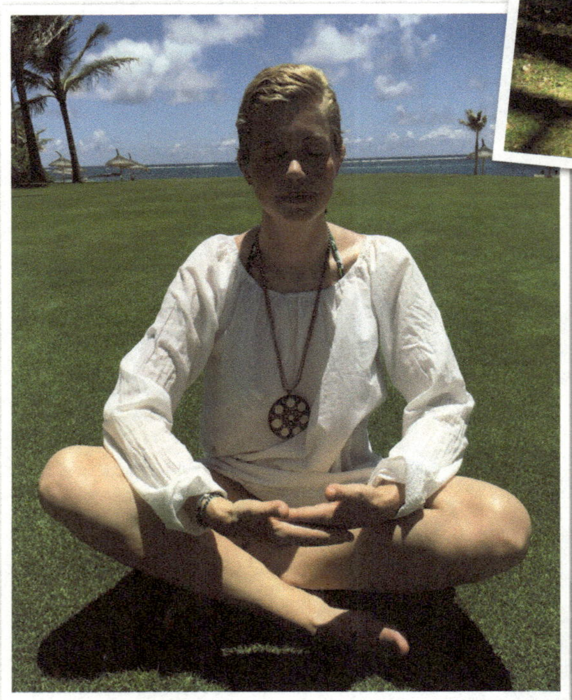

Frühjahr 2016

Laufen im Wald...
unglaublich befreiend!

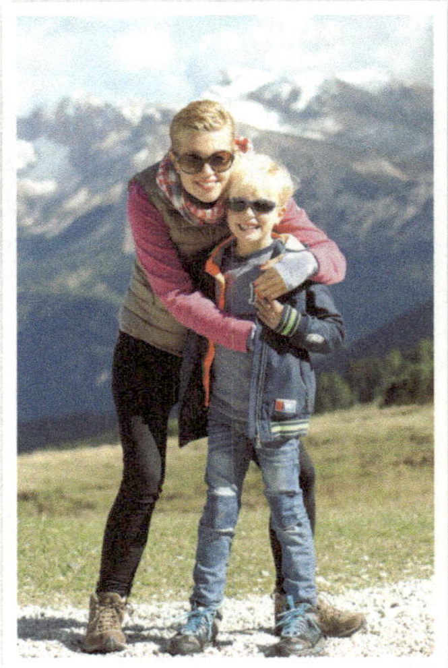

Herbst 2016

Unser allererster
Wanderurlaub...
herrlich!

2017

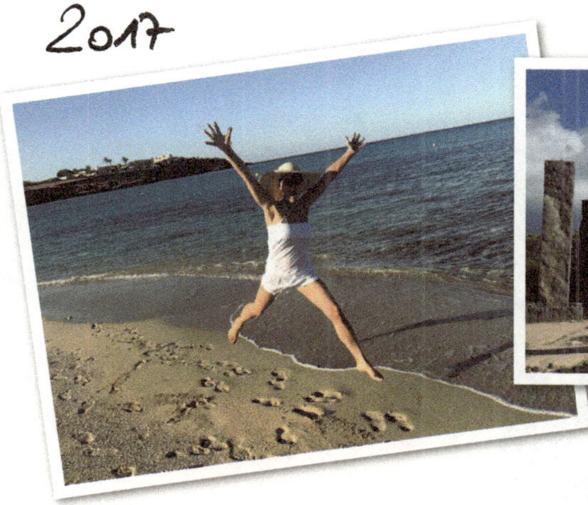

2018

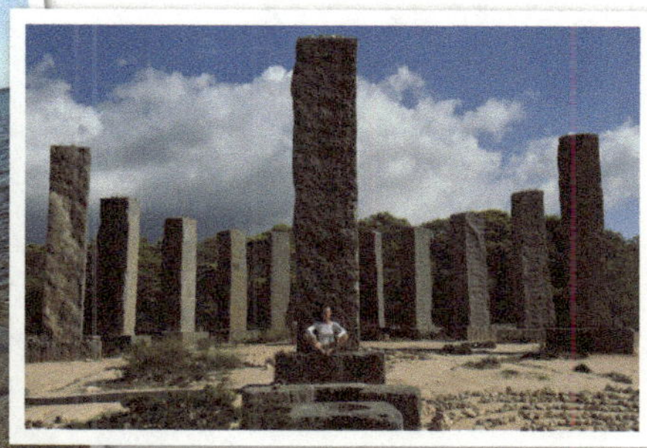

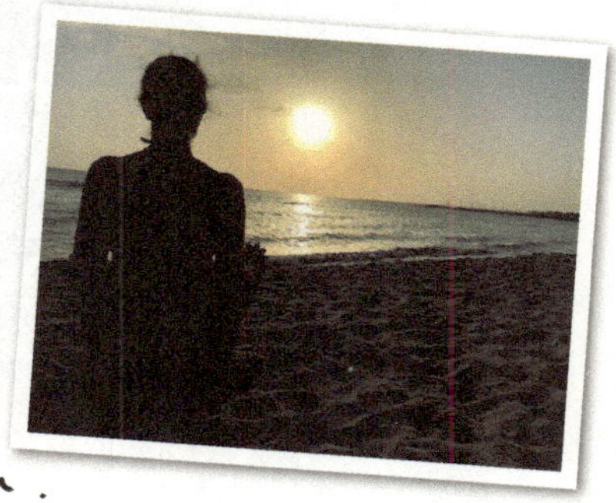

Am Meer fühle ich Freiheit, Lebendigkeit und Frieden.

2019

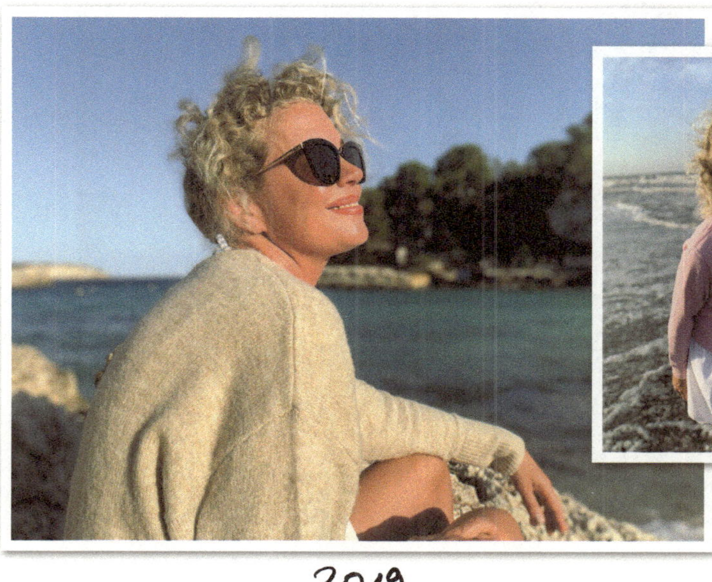

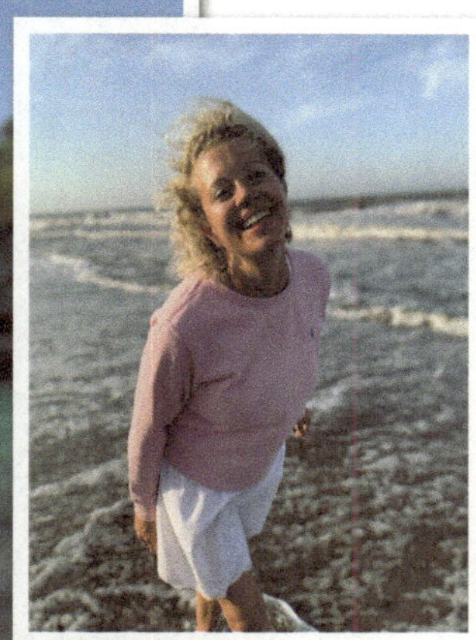

2019

November 2018

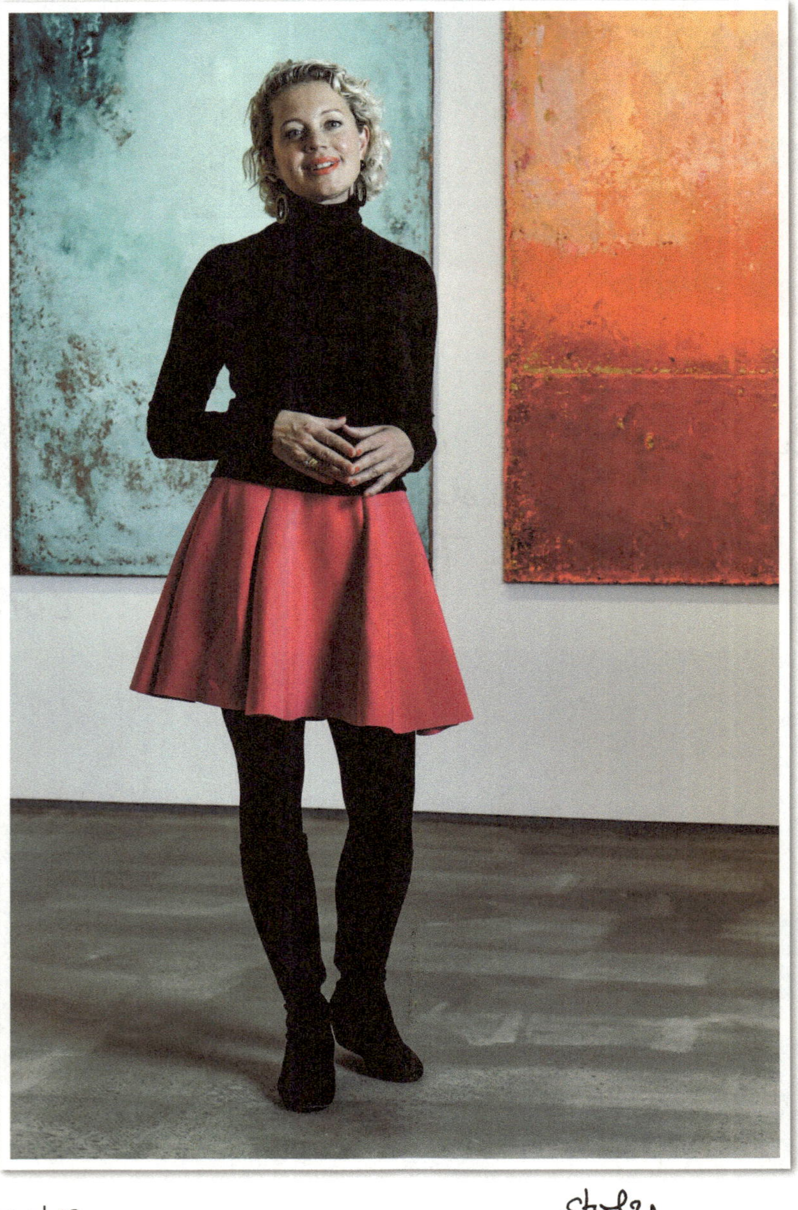

Stolze Künstlerin!

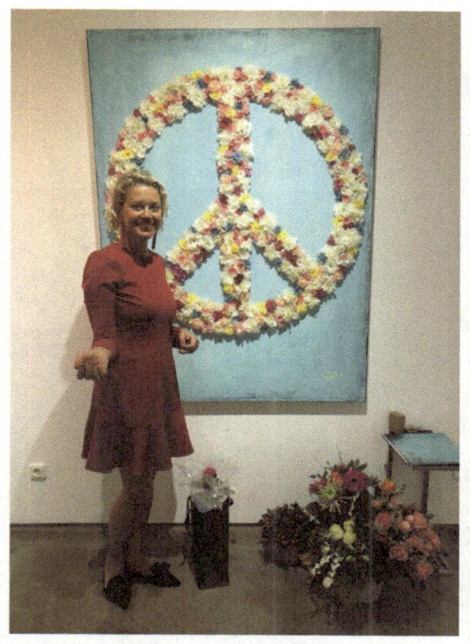

Vernissage

… ein buntes Potpourri!
Nach der Therapie wollte soviel Farbe und Kreativität aus mir heraus!

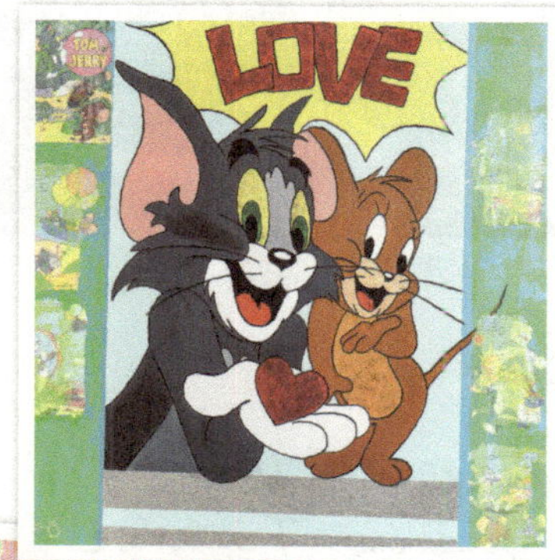

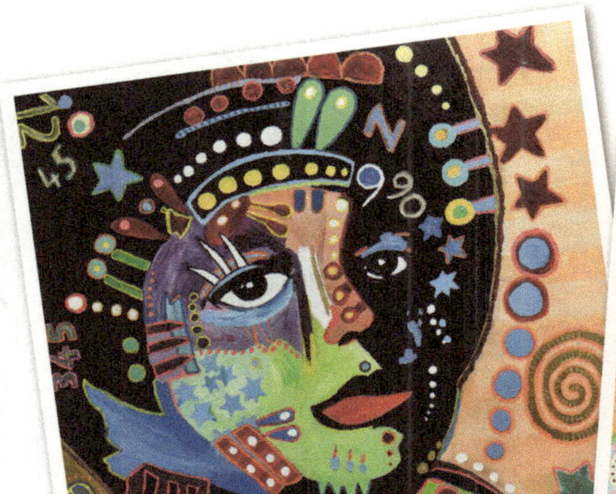

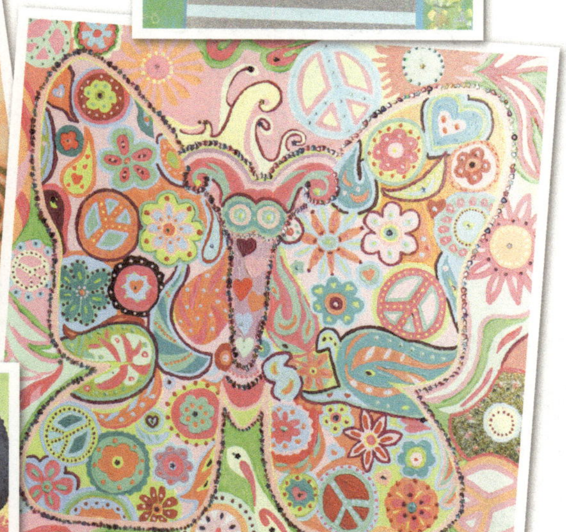

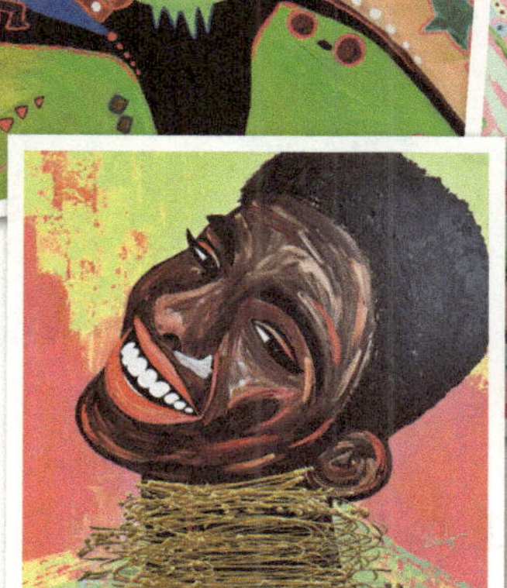

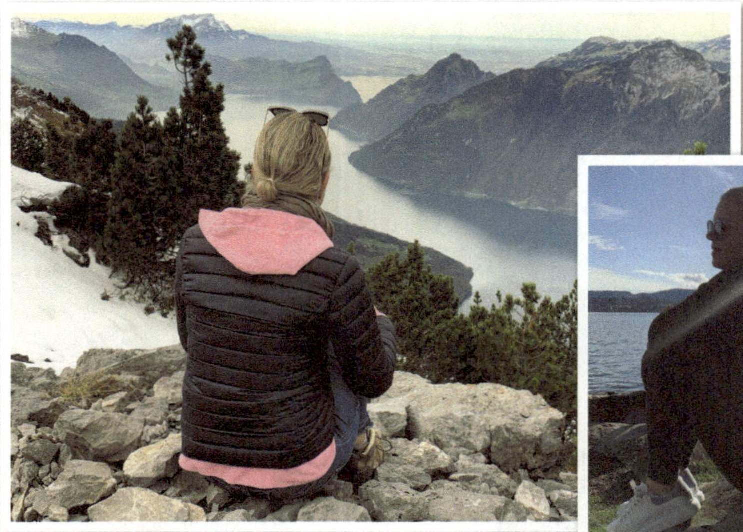

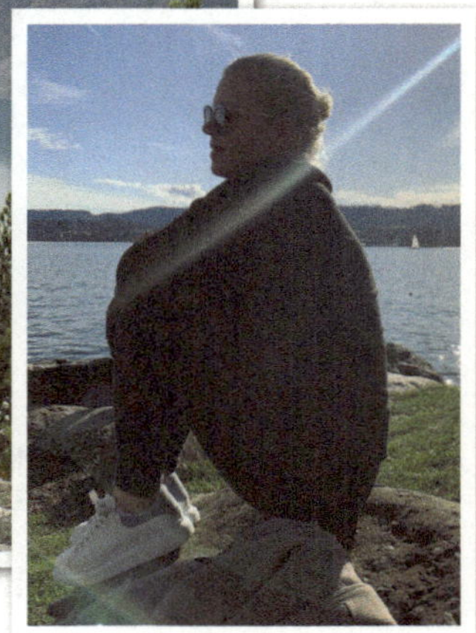

Seit 2019
lebe ich mit
meiner Familie
in der wunderschönen
Schweiz

… und immer
wieder Wasser!

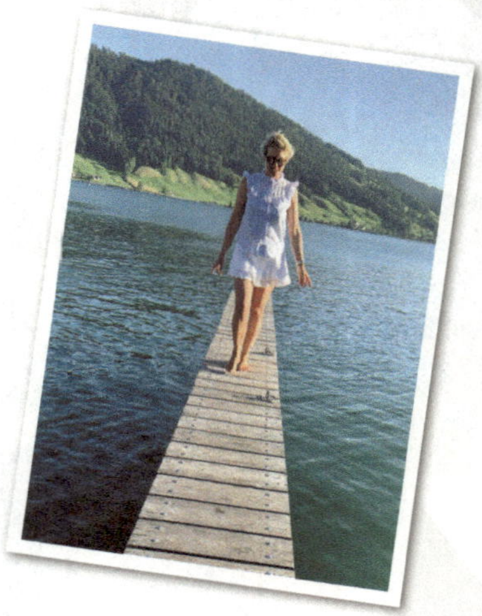

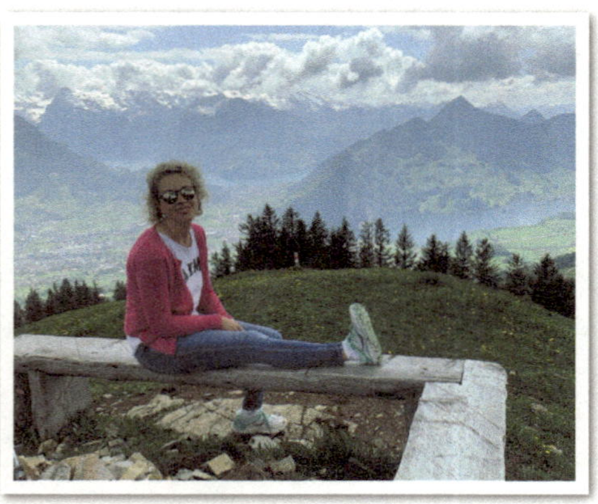

… dem Himmel so nah

April 2019 Mein Buch entsteht ... mit Blick in die Berge!

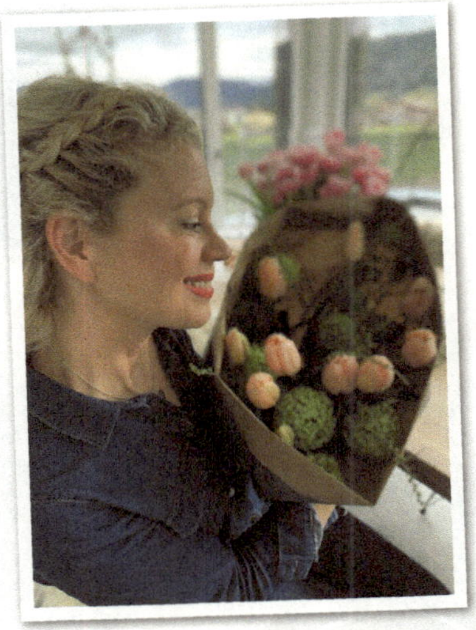

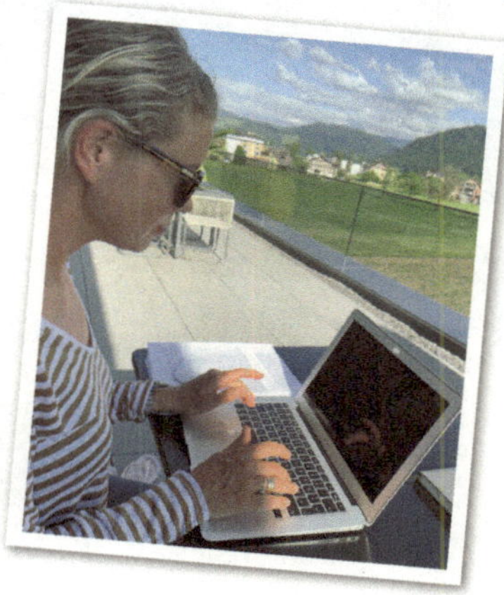

März 2020

mein Geburtstag ...
Neugierig auf's Leben!

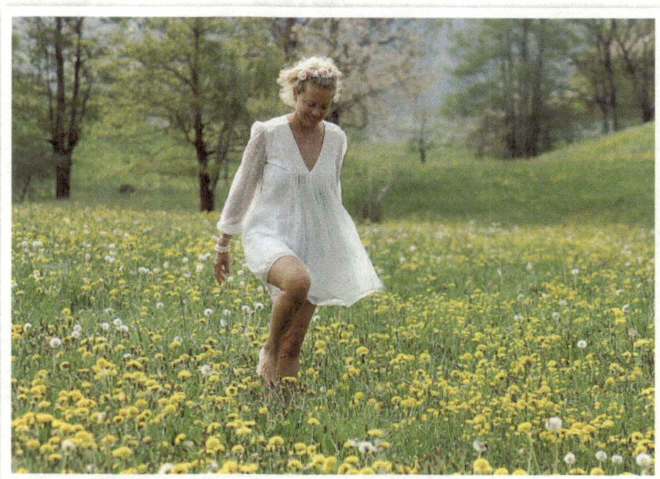

Ich liebe Blumen!
und sammle schöne Momente!

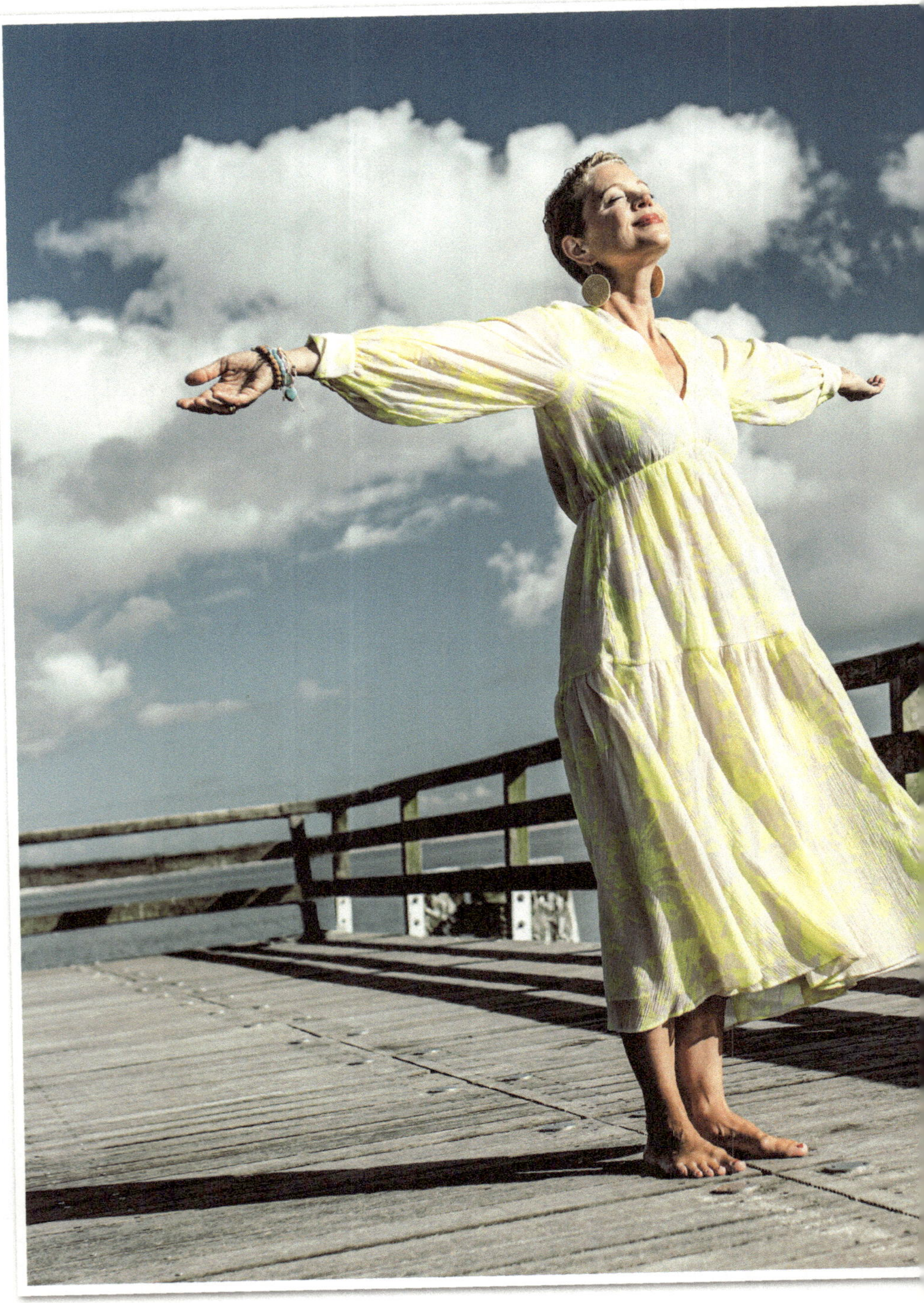

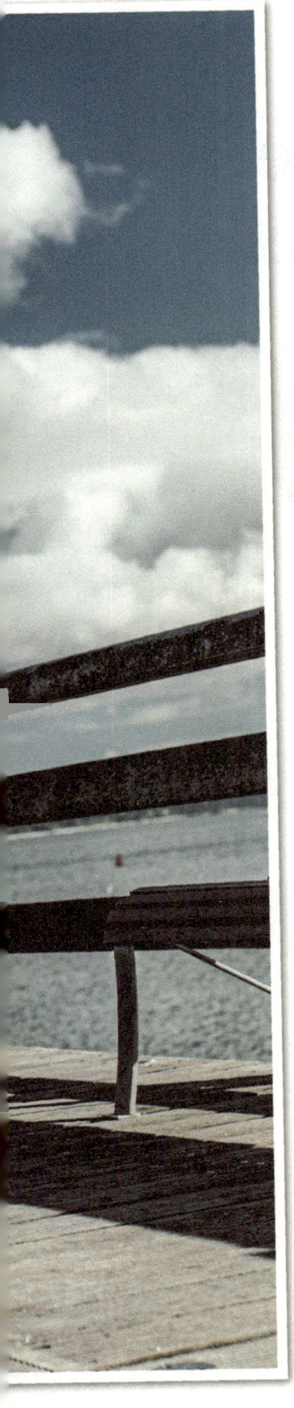

Juli 2020

Danke!

Das Lesen ist schön.

P.S. Und wieder hatte ich
Lust auf kurze Haare!
Einfach so!

4.
Die übermächtige Angst in Vertrauen wandeln

> *Mitten im Winter entdeckte ich in mir einen unbesiegbaren Sommer.*
> *Albert Camus*

A. Mein Weg der Selbst-Hilfe und Befreiung

Selbsterkenntnis – WER WAR ICH?

In meinem Leben vor der Krebserkrankung war ich eine junge Frau, die sehr angepasst an die gesellschaftlich geltende Moral mit ihren Gesetzen und Konstrukten und Wertmaßstäben lebte. Ich wollte dem Bild einer modernen und selbstständigen Frau in ihren vielen Rollen entsprechen. Nach außen entsprachen mein Bild und mein Leben einem perfekten Werbefilm für eine Frau und ihre Familie der herrschenden Zeit. Innerlich fühlte ich mich jedoch, wie ich es heute sehe, orientierungslos, identitätslos und in Emotionen gefangen. Ich war nicht in der Lage, zu fühlen, dass ich tief in mir viel mehr war als das Rollenbild, das ich nach außen verkörperte. So lebte ich ohnmächtig in einer wunderschönen Hülle ohne Verbindung zu meinem eigentlichen Ich. Ich kannte kein Weltbild, das sämtliche Aspekte von Körper, Geist und Seele erfasste und das ich für wichtig erachtete.

In gewisser Weise lebte ich in einer selbstgewählten Abhängigkeit von den Ansichten und Meinungen der Anderen. Ich ließ mich von äußeren Umständen beeinflussen, beruflich wie privat. Obwohl ich wie jeder Mensch einen freien Willen habe, fühlte ich mich fremdbestimmt und unfrei. Überspitzt gesagt gab ich eine gute Marionette ab, die von den gesellschaftlichen Maßstäben und von einer eigenen großen inneren Angst bewegt wurde. Je mehr ich innerlich eine Leere, eine Unzufriedenheit und Ohnmacht fühlte, desto mehr verhedderten sich irgendwann die Fäden.

Alle Menschen sind gleichwertig, jeder ist auf seinem ganz eigenen Lebensweg, und wir können kein Individuum mit dem anderen ver-

gleichen. Ich jedoch fühlte mich innerlich immer minderwertiger im Vergleich zu anderen Menschen.
Eine unbewusste Angst, die Ansprüche des Außen nicht zu erfüllen, Angst vor Verurteilung sowie Angst vor allen lebensbedrohlichen Phänomenen hielten mein Marionettenspiel am Leben.
Diese Fremdbestimmung war mir nicht bewusst und sie bedeutete nicht, dass ich keine Freuden im Leben hatte. Ich liebte meine Familie und unser Zuhause, ich hatte Spaß, ich liebte schon immer das Schöne und genoss es, viele Annehmlichkeiten zu leben. Ich feierte und tanzte gern und liebte es, zu reisen und Neues kennenzulernen. Doch ich spürte zunehmend, dass etwas in mir in Unordnung war. Ich spürte eine Leere, eine Anspannung und Traurigkeit und einen Druck, der mich stresste und zugleich lähmte. Heute weiß ich, dass ich mich abgeschnitten von meinem Herzen fühlte und meine Seele eingemauert hatte. Rückblickend beschreibe ich es so, dass Teile in mir fast leblos waren, obwohl ich mitten im Leben stand.

Intuition – Ich danke dir, innere Stimme

Jeder Mensch, jedes Tier wird mit einem Instinkt und einer Intuition geboren. Instinkte sind angeborene Fertigkeiten, die das Überleben sichern sollen. Bei Gefahr überlegt der Mensch nicht, sondern handelt automatisch oder genauer gesagt instinktiv. Entscheidungen werden oftmals aus dem Bauch heraus, intuitiv, entwickelt und gefällt. Beide Verhaltensweisen gehen nicht auf rationales, analytisches Denken zurück. Jedoch navigieren sie uns Lebewesen, wenn wir sie nutzen, durch unser Leben. Möchte man Kontakt zur Intuition bekommen, sollte man dem nachgehen, was sich gut anfühlt. Wir handeln intuitiv,

wenn wir spontan sind und Impulsen folgen, bevor sich der Verstand einschaltet. Der Verstand ist das Gegenteil von Intuition. Intuition geht über das Gefühl und Empfindungen ohne Logik und ohne Nachdenken.
Das Wirken von Instinkt und Intuition möchte ich als weitere Sinneswahrnehmung neben den fünf bekannten Sinnen des Menschen bezeichnen.
In der heutigen Gesellschaft unterdrücken wir diesen angeborenen Sinn immer mehr. Es wird mehr Wert auf das rationale Erfassen und Begründen gelegt und das „Bauchgefühl" im Zweifel eher belächelt. Was in unserer Gesellschaft nicht wissenschaftlich belegt werden kann, ist in der Regel nicht wahr und anerkannt.
Kinder besitzen eine große Intuition, jedoch verlieren sie diese im Laufe des Aufwachsens und der Erziehung immer mehr, da ihre Wahrnehmungen oftmals als Einbildung beurteilt werden. Dadurch verlieren Kinder eigene angeborene Kräfte und verlernen, sich selbst zu trauen bzw. zu vertrauen. Sie verlieren ein echtes Selbstvertrauen.
Auch eine hohe Sensibilität wird in unserer Gesellschaft eher als eine Schwäche und nicht als eine Stärke angesehen. Eine hohe Sensibilität ist jedoch auch eng mit der Intuition verbunden. In unserer Gesellschaft ist es eher erwünscht, sich „realistisch" zu verhalten, wodurch Intuition und Sensibilität unterdrückt werden.

Ich galt immer als sehr sensibles Mädchen und hatte das Gefühl, diese Eigenschaft, die ich vermeintlich als Schwäche wahrnahm, unterdrücken zu müssen, um nicht belächelt oder verspottet zu werden. Auch das innere Navigationssystem der Intuition wich immer mehr den rationalen Werten, die gesellschaftlich herrschten und die zu meinem Leitbild wurden.

Wie bereits beschrieben, traute ich anderen Menschen meist mehr als mir selber. So war mir ärztlicher Rat, als ich die Verhärtung in der Brust fühlte, unabdingbar. Als mir die medizinischen Experten wiederholt bestätigten, dass ich gesund wäre und der Befund harmlos wäre, war ich anfangs erleichtert und hätte mich damit eigentlich in Sicherheit wiegen können. Doch aus irgendeinem Grund konnte ich keine wirkliche Ruhe finden und hatte weiterhin ein ungutes Gefühl, was die rechte Brust betraf. Es entsprach weder meinem angepassten Wesen noch dem rationalen Handeln, dass ich mich nach einem halben Jahr schließlich entschloss, mich entgegen ärztlichem Rat operieren zu lassen. Eine innere Stimme, meine Intuition, leitete mich dazu an. Hatte ich wenig Erfahrung mit dieser inneren Stimme, drang sie doch leise zu mir durch und ich folgte ihr auf nicht erklärbare Weise.
Im Nachhinein bin ich unsagbar froh, meiner inneren Stimme gefolgt zu sein. Auch von ärztlicher Seite habe ich später die Bestätigung dafür erhalten. Meine Situation damals war sehr ernst, und niemand weiß, was passiert wäre, wäre ich meiner Intuition nicht gefolgt.
Seit dieser Situation bin ich mir meiner Intuition bewusst und ich bin dankbar, diese weitere Sinneswahrnehmung zu haben und nutzen zu können.

Jeder einzelne Mensch hat diese Intuition, und ich bin davon überzeugt, dass sich die Natur etwas dabei gedacht hat, uns damit auszustatten. Zudem bin ich fest davon überzeugt, dass jede Art von Sensibilität eine menschliche Stärke und keine Schwäche ist. Betrachten wir das heutige Weltklima, ist ein ausgeprägtes sensibles, empathisches und intuitives Handeln in vielerlei Hinsicht möglicherweise klüger als das ohnmächtige und destruktive Verhalten und Reagieren zwischen den Menschen, Völkern und Religionen.

Gesprächstherapie und Klopfakupressur

Frühe Erfahrungen und damit einhergehende Gefühle aus der Kindheit und Vergangenheit, die schmerzhaft oder traumatisierend waren, die bewusst oder auch oftmals unbewusst erlebt wurden, werden vom Gehirn nicht einfach vergessen, sondern, wie ich es nenne, in Schubladen abgelegt. Dort lagern sie oft lange Zeiten, ohne sich bemerkbar zu machen. Allerdings gehen Verhaltensmuster und Prägungen aus dem Erlebten hervor, die sich meist ebenso unbewusst entwickeln und zeigen.

Ich bin überzeugt, dass jeder Mensch diese verschlossenen Schubladen hat. Die schmerzhaften Erfahrungen ruhen in der Tiefe eines Menschen. Sie wurden verdrängt, verbannt und gegebenenfalls regelrecht abgespalten. Aber aus meiner Sicht lassen sie sich nicht dauerhaft verbannen und drängen zu späterer Zeit an die Oberfläche. Dies kann sich in vielfältigen Formen zeigen, wie zum Beispiel in Form von unterschiedlichsten körperlichen Symptomen, Depressionen, Burnout, Panikattacken. Nicht selten gehen diese Erscheinungen mit Stress einher. Ich beobachte in meiner Generation ein Auftreten dieser Symptome vermehrt im Alter um die 40 Jahre.

Wie ich zuvor beschrieben hatte, spürte ich im Zuge der lebensbedrohlichen Krankheit deutlich, dass es höchste Zeit für mich war, mich meinen Schubladen zu stellen und die Themen nach und nach zu lüften, anzugucken und zu bearbeiten. Noch im Krankenhaus kurz nach der Operation fasste ich den festen Entschluss dazu.

Dazu brauchte es eine professionelle Betreuung, die ich in einer sehr weisen Therapeutin fand.

Wir arbeiteten meine Geschichte Stück für Stück auf. Das Besondere

an dieser Arbeit war das Einbeziehen einer Methode, mithilfe derer ich belastende Blockaden und Gefühle verändern und auflösen konnte.
Es handelt sich um eine Technik, die unter dem Begriff „Klopfen“ bekannt wurde, sie geht auf die sogenannte Energetische Psychologie zurück*.
An dieser Stelle möchte ich ausdrücken, dass es zum einen sehr wichtig ist, zu erforschen, welche Angstgefühle und Traumata einen Menschen blockieren und woher sie stammen, doch zugleich reicht es nicht, diese nur zu erkennen. Es ist wichtig, diese zu erkennen, anzunehmen und zu verändern. Die „Hardware“, die tiefen Überzeugungen und Annahmen, muss sozusagen verändert werden. Ein hilfreiches Instrument war für mich das Klopfen.
In den Gesprächen zeigten sich vielfältige schwere Emotionen, wie Ängste, Traurigkeit, Hilflosigkeit, Druck und viele mehr. Um diese zu verändern und zu lösen, „beklopft“ man bestimmte Akupunkturpunkte. Dabei werden Sätze ausgesprochen, die die Selbstakzeptanz ausdrücken. Energieblockaden können so gelöst werden. Dieses Vorgehen führt dazu, dass das Gehirn in einen Zustand größerer Lösungskompetenz gelangt und sich belastende und unangenehme Gefühle verändern und lösen. Die blockierenden und belastenden Gefühle werden befreit.
Das „Klopfen“ hat mir im Zusammenwirken mit den Gesprächen sehr geholfen und ich begann, mich nach und nach freier zu fühlen. Es half mir dabei, meine übergroße Angst in Vertrauen zu wandeln. Auch in akuten Angstzuständen half mir das Klopfen sehr.
Es handelt sich um eine leicht zu erlernende Technik, die man jederzeit eigenständig anwenden kann. Noch heute ist das Klopfen für mich

---

* Z. B. EFT, TFT, EDxTM, PEPP.

eine enorm wichtige und einfache Möglichkeit, mir selbst zu helfen. Spüre ich Angst, Traurigkeit oder Wut, reflektiere ich, warum ich dieses Gefühl fühle, aber um mich aus dieser belastenden Emotionalität herauszuholen und um mir direkt selbst zu helfen, klopfe ich. Es bedarf der Aufmerksamkeit und Achtsamkeit dafür, was gerade ist, welches Gefühl gerade belastend ist, und das Wissen um die Klopftechnik. In kurzer Zeit sind positive Veränderungen möglich.
Es ist ein großartiges Gefühl, diese Technik im Repertoire meines Selbsthilfe-Handwerkskoffers zu besitzen. Ich wünschte, viele Menschen würden diese Möglichkeit kennen und anwenden, um sich selbst zu helfen.

Mittlerweile bilde ich mich fort, um anderen Menschen das Klopfen beizubringen, um ihnen damit zu helfen.

Ein Kurs in Achtsamkeit

Von jeher fuhren viele meiner Gedanken Karussell. Ich schaffte es nicht, sie zu steuern. Mein Verstand war gefühlte 24 Stunden am Stück aktiv, aber in eigener Sache. Der Verstand ist ein Werkzeug, das wir Menschen im Vergleich zu anderen Lebewesen als Besonderheit haben und das wir dann selbstbestimmt nutzen sollten, wenn wir es brauchen. Jedoch fühlte ich mich auch im Hinblick auf meinen Verstand und meine Gedanken fremdbestimmt, ich war sozusagen nicht „Herrin der Lage“. Es belastete mich, dass mein Verstand ständig irgendwelche Verknüpfungen in meinem Kopf herstellte, mir Bilder und Beurteilungen über verschiedenste Situationen und Begebenheiten

sendete. Durchaus hatte ich dadurch oft angstvolle Gedanken, obwohl diese völlig überflüssig waren.
Auch fiel es mir schwer, mich zu fokussieren und meine Aufmerksamkeit und Konzentration dauerhaft aufrechtzuerhalten. Selbst in solchen Situationen, in denen ich mich extrem bemühte. So kreuzten beispielsweise unwichtige Gedanken auch meine Aufmerksamkeit beim Vorlesen eines Kinderbuches. Das Vorlesen klappte trotzdem wunderbar, jedoch wusste ich nicht wiederzugeben, was ich da gerade gelesen hatte.
Besonders anstrengend waren die nächtlichen Gedanken. Es gibt den Spruch „Nachts sind alle Katzen schwarz“ und er passte wunderbar zu meinen Gedanken. In der Nacht bekamen meine Gedanken einen besonders schweren und bedrohlichen Charakter.
Zudem kannte ich vor meiner Erkrankung eine Unruhe und ein Getriebensein in mir. Ich hatte das Gefühl, immer viel vorweisen zu müssen, viel schaffen zu müssen und dabei noch gut gelaunt und entspannt wirken zu müssen. Das „Müssen“ zeigt mir heute, dass mich das Verkörpern meiner Rollen mit ihren Ansprüchen zunehmend belastete. Ein ehrliches „Nein“ zu vielen meiner Handlungen war mir damals nicht möglich und ich reagierte in Vielem unbewusst.
Hatte ich Zeit für mich, fühlte ich mich trotzdem nicht frei und konnte diese Zeit selten zur Erholung und Entspannung nutzen. Meine Gedanken taten ihr Übriges dazu und ließen mich nicht in Ruhe. Ich hatte inneren Stress.
Ich wollte weiterhin nicht mehr Sklave meiner Gedanken sein und bekam von meiner Psychoonkologin den Tipp, eine Achtsamkeitsschulung zu machen. Diese Möglichkeit fühlte sich für mich interessant und richtig an und ich wollte sie unbedingt nutzen.
Allerdings spürte ich, dass ich während der Chemotherapie keine

Kräfte und Kapazitäten dafür hätte. Ich denke auch, dass zu viel „Input“ auf einmal nicht sinnvoll für mich ist. Aus Erfahrung weiß ich, dass ich für intensives Verstehen und Entwickeln auch intensive Zeit und Muße benötige. Also war die „Schritt-für-Schritt-Methode“ in meinem Fall sehr angemessen. Damit alles Neue wirken kann, ist ein langsames Angehen für mich gut und letztendlich nachhaltig. Ich kenne den Ansatz, zu viel auf einmal zu wollen und damit am Ende nichts zu erreichen. In der Vergangenheit limitierte ich mich sehr durch selbstgesteckte Zeitspannen und Zeitdruck, was ich immer als sehr belastend empfunden habe. Ich habe mir selbst großen Stress bereitet. Dazu muss ich aber auch beschreiben, dass Druck ein großes Thema in meinem Leben ist, bin ich auch unter großen Druckbedingungen auf die Welt gekommen.

In dieser Hinsicht ist sicherlich jeder Mensch unterschiedlich, und bei allem, was ich in diesem Buch an Methoden und Möglichkeiten beschreibe, sollte jede Leserin, die daran Interesse hat, individuell fühlen, was sie anspricht und mit ihr in Resonanz geht.

Also meldete ich mich für einen MBSR-Kurs „Stressbewältigung durch Achtsamkeit“ nach Jon Kabat-Zinn an, den ich im Anschluss an meine Kur für acht Wochen besuchte. Er umfasste 30 Unterrichtsstunden. Der Kurs fand in kleinem Rahmen am Abend statt.

Ich möchte ein Zitat von Jon Kabat-Zinn, einem emeritierten amerikanischen Professor und Achtsamkeitslehrer, wiedergeben:

„Achtsamkeit bedeutet, auf eine bestimmte Weise aufmerksam zu sein: bewusst im gegenwärtigen Augenblick und ohne zu urteilen. Diese Art der Aufmerksamkeit steigert das Gewahrsein und fördert die Klarheit sowie die Fähigkeit, die Realität des gegenwärtigen Augenblicks zu akzeptieren.

Sie macht uns die Tatsache bewusst, dass unser Leben aus einer Folge von Augenblicken besteht. Wenn wir in vielen dieser Augenblicke nicht völlig gegenwärtig sind, so übersehen wir nicht nur das, was in unserem Leben am wertvollsten ist, sondern wir erkennen auch nicht den Reichtum und die Tiefe unserer Möglichkeiten, zu wachsen und uns zu verändern. Achtsamkeit ist eine einfache und zugleich hochwirksame Methode, uns wieder in den Fluss des Lebens zu integrieren, uns wieder mit unserer Weisheit und Vitalität in Berührung zu bringen.“ * **

In diesem Kurs lernte ich schrittweise, zu meditieren, es war die Basis für meine Meditationstechnik, die ich bis heute anwende.
Viele Menschen sind selten im Körper anwesend und bei den gegenwärtigen Empfindungen, sondern im Kopf, bei ihren Gedanken, Sorgen und Wünschen. Diese Kopflastigkeit löst körperliche Reaktionen aus und wirkt sich auf den Atem aus. Ein Yogalehrer auf Mauritius erklärte mir später passend dazu, dass die Menschen in der westlichen Welt generell falsch, damit meinte er viel zu flach, atmeten.
Durch den Atem und durch achtsame Körperübungen wie Yoga kann man Körperempfindungen und emotionale Reaktionen beeinflussen. Dass mir das bewusste Atmen hilft, hatte ich ja, wie zuvor beschrieben, bereits in großen Angstsituationen im Krankenhaus erleben dürfen. Der menschliche Organismus ist also eine Ganzheit von Körper und Geist, den ich durch diese achtsamen Übungen zu stärken lernte.

Weiterhin lernte ich, was bei einer Stressreaktion im Körper geschieht, und entsprechende Achtsamkeitsübungen im Umgang mit Stress.

---

* Kabat-Zinn, Jon (2014): Stressbewältigung durch die Praxis der Achtsamkeit. Arbor Verlag.

** Kabat-Zinn, Jon (2006): Im Alltag ruhe finden. Herder Spektrum.

Mir wurden meine inneren „Antreiber“ bewusst, die da hießen:

- *Sei perfekt!*
- *Mach schnell!*
- *Streng dich an!*
- *Mach es allen recht!*
- *Sei stark!*

Im Bewusstsein dieser Antreiber richtete ich mir nun meine „Erlauber“ ein:

- *Ich erlaube mir, auch mal einen Misserfolg zu haben.*
- *Ich habe ein Recht auf mein eigenes Tempo.*
- *Es muss nicht immer alles 100 % genau sein.*
- *Meine Bedürfnisse sind genauso wichtig wie die der anderen.*
- *Ich darf auch Nein sagen, ohne schlechtes Gewissen.*
- *Ich darf auch mal Hilfe und Unterstützung in Anspruch nehmen.*
- *Wenn ich Schwäche zeige, ist das eine Stärke.*
- *Ich habe ein Recht auf meine Gefühle, sie sind okay.*

Ereignisse, die geschehen, können wir Menschen oft nicht beeinflussen, aber unseren Umgang damit und unsere Reaktion darauf können wir selbst bestimmen. Durch Achtsamkeit und ihre Prinzipien des achtsamen Wandels (Erkennen, Akzeptieren, Erforschen und Nichtidentifizieren) eröffnet sich ein Raum, in dem Freiheit und Wahlmöglichkeit anstelle einer automatischen und gewohnheitsmäßigen Reaktion entstehen können.
Weiterhin lernte ich, eine Faustregel in Belastungssituationen anzuwenden. Sie beinhaltet *das Innehalten, Atmen, sich entspannen und sich öffnen für das, was auftaucht.*
Im Hinblick auf stressverschärfende Gedanken geht es bei Achtsam-

keitsübungen darum, zu lernen, die eigenen Gedanken als Gedanken und nicht einfach nur als die Wahrheit zu sehen (mit Gefühlszuständen verhält es sich genauso). Ein Gedanke ist nur ein Gedanke. Gedanken gleichen Wolken. Wir können sie anschauen und ziehen lassen, anstatt aus ihnen ständig neue Modelle der Wirklichkeit in Form von Ideen und Meinungen über uns selbst, über andere und die Welt zu kreieren, die wir dann für wahr halten.

Indem wir uns nicht mit den Gedanken identifizieren, können wir uns von Meinungen und Gefühlszuständen befreien und eine größere Freiheit erlangen.

Dieses sind Auszüge aus meinem Achtsamkeitstraining und persönlichem Verständnis dazu.

Achtsamkeit scheint mir der Gegenpol zu unserer schnelllebigen Zeit zu sein, in der die Menschen in jeglicher Form von Stress umgeben sind.

Für mich bedeutet Achtsamkeit eine wunderbare Haltung, dem Leben mit all seinen Facetten zu begegnen, und sie unterstützt mich sehr dabei, mich selbst zu finden, mir treu zu sein und schwierige Situationen zu meistern.

Welch wundervolle Vorstellung ist es, würde jeder Mensch achtsam mit sich selbst und mit seinem Gegenüber wie auch mit der Natur umgehen. Wie schön wäre es, würden wir Kindern achtsam begegnen und ihnen diese Haltung vorleben.

Glaubenssätze, Affirmationen und Afformationen

Im Verlauf der therapeutischen Arbeit habe ich viel über mich und meine tief verankerten Glaubenssätze erfahren. Glauben hat in diesem Zusammenhang nicht zwangsläufig etwas mit einem religiösen Glauben zu tun. Vielmehr geht es um das, was der Mensch über sich selbst und über das Leben glaubt. Es sind gewohnheitsmäßige Denkmuster und Überzeugungen darüber, was der Mensch meist in seiner Kindheit erlernt hat.

Vor der Erkrankung waren mir diese Annahmen nicht wirklich bewusst, obgleich sie mich ab einem bestimmten Alter in meinem Leben stets begleitet und mein Verhalten beeinflusst und gelenkt haben.

Glaubenssätze können verschiedene Formen annehmen. Letztlich sind Glaubenssätze Gedanken, die der Mensch tief verinnerlicht hat und mit denen er Geschehnisse unbewusst bewertet und einordnet. Die Gedanken können sich auf den Menschen selbst beziehen (Ich muss alles perfekt machen, sonst bin ich nichts wert) oder auf die Welt (Von nichts kommt nichts).

Ein Glaubenssatz leitet den Menschen unbewusst und automatisch in seinem Verhalten. Er kann, je nach Orientierung, in vielen Situationen hilfreich sein und gut funktionieren, doch andere Glaubenssätze behindern möglicherweise auch die Fähigkeit, eigene bewusste Überzeugungen zu erkennen und zu leben. Durch bewusstes ehrliches Wahrnehmen der eigenen Glaubenssätze kann man erkennen, nach welchen Mustern man lebt. Durch Affirmationen kann man diese in solche verwandeln, die helfen, ein Leben zu führen, das man sich tatsächlich wünscht.

Mich haben alte Glaubenssätze stark eingeschränkt und mich in einem engen Korsett des Handelns und in einer geringen Selbstachtung gefangen gehalten.

Beispiele sind:

- *Meine Meinung ist nicht wichtig.*
- *So, wie ich bin, bin ich nicht wertvoll.*
- *Ich bin nicht richtig, wie ich bin.*
- *Man muss immer etwas leisten, um schöne Dinge genießen zu dürfen.*
- *Ich habe kein Recht auf schöne Dinge.*
- *Ich bin zu sensibel, zu emotional.*
- *Ich muss anderen gefallen.*
- *Ich darf nicht widersprechen.*
- *Ich habe nichts Wichtiges zu sagen.*
- *Ich bin schuld.*
- *Im Leben lauern überall Gefahren.*
- *Ich habe keine echten Stärken.*

Im Rahmen meiner therapeutischen Arbeit erkannte ich immer mehr meine mich einschränkenden Glaubenssätze und stellte sie in Frage.
Oft verändern sich diese Glaubenssätze schon, wenn sie ins Bewusstsein gelangen und man ihre Nutzlosigkeit und ihre Wirkungen erkennt. Seitdem ich für Glaubenssätze sensibilisiert bin, versuche ich, kritischer zu erkennen, was mich in meinem Handeln leitet und ob es mir und meinen wahren Überzeugungen entspricht oder ob ich durch einen alten Glaubenssatz getriggert und gelenkt werde und mich dadurch gegebenenfalls selbst sabotiere.
Im weiteren Verlauf wendete ich je nach Zusammenhang **Affirmationen** an. Affirmationen gehen auf einen französischen Apotheker na-

mens Émile Coué zurück.* Affirmationen sind einfache, klare Sätze. Laut oder leise wiederholt ausgesprochen dienen sie dazu, das Unterbewusstsein mit neuen Informationen zu versorgen. Ziel ist es, mit ihrer Hilfe Blockaden zu lösen, Störungen und festgesetzte Gedankenstrukturen wie alte Glaubenssätze zu entfernen und neue positive, befreiende und inspirierende Gedankenmuster zu schaffen.
Für mich ist die Anwendung von Affirmationen ein wirkungsvolles psychologisches Werkzeug, das mir mitunter geholfen hat, ein neues Vertrauen in mein Leben zu integrieren, neben dem sich die Angst positiv verändert hat. Wichtig war und ist es für mich, die Affirmationen täglich und mindestens über einen Zeitraum von 21 Tagen anzuwenden. Alte Glaubenssätze habe ich mit erlebten Situationen verbunden, wodurch Gefühle entstanden, die ich mit der beschriebenen Klopftechnik angenommen und verändert habe. Ich habe sehr individuell zu meiner Situation neue passende Sätze für mich erarbeitet und auch immer gefühlt, ob ich in Resonanz mit der Aussage gegangen bin. Das halte ich für wichtig, denn ansonsten lehnt unser Gehirn die Aussage meines Erachtens ab und der Satz hat wenig Kraft.
Es ist wichtig, keinen Druck, sondern Freude hinter die Afformationen zu setzen. Druck erzeugt sonst nur Gegendruck.

Weiterhin lernte ich **Afformationen** kennen und schätzen. Eine Afformation ist eine Warum-Frage, die bereits beinhaltet, dass wir das, was wir mit einer Affirmation anstreben zu sein, bereits sind.

* Coué, Émile: Die Selbstbemeisterung durch bewusste Autosuggestion, Basel: Schwabe 2012.

Beispiele sind:
- *Warum bin ich gesund und fit?*
- *Warum bin ich wertvoll?*
- *Warum bin ich genau richtig so, wie ich bin?*
- *Warum schaffe ich das jetzt?*

Das Prinzip der Afformationen wurde von dem Amerikaner Noah St. John entwickelt.*

Das menschliche Gehirn versucht immer, sofort eine Antwort auf die gestellte Frage zu finden, sodass diese Form des Fragens sehr kraftvoll ist. Auch wenn wir keine konkreten Antworten finden, beginnen wir, uns mehr auf die Lösungen zu fokussieren als auf das Problem.

Für mich funktionieren Afformationen gut. Ich spüre oft schon nach dem Aussprechen der Frage eine Leichtigkeit oder ein Lächeln und ein Bejahen und eine Zustimmung in mir.

Auch die Afformationen wiederhole ich regelmäßig. Afformationen sind für mich sehr wichtig geworden.

Meditation und die Kraft der Gedanken

In der Achtsamkeitsschulung lernte ich, zu meditieren. Durch Achtsamkeits- oder Konzentrationsübungen soll sich der Geist beruhigen. Wir übten die Meditation anfangs im Liegen, dann im Sitzen und schließlich auch im Gehen. Meditation sollte geübt werden, so bekamen wir tägliche Hausaufgaben.

---

* St. John, Noah (2000): Erfolg ist erlaubt.

Grundlage war der Body Scan, eine konzentrierte, achtsame Reise durch den eigenen Körper.
Für mich ist die Meditation wertvoll, doch fiel es mir anfangs nicht leicht, die Ausdauer und Muße aufzubringen. Beständiges Üben hat mir geholfen.
Auch hier sollte jeder Mensch für sich individuell herausfinden, was ihm guttut, und eine eigene Ruhe und ggf. Meditationspraxis für sich finden, um den Geist zu beruhigen, wenn er das möchte.
Ich habe einige Zeit später begonnen, Meditationen angeleitet durch Dr. Joe Dispenza durchzuführen. Ich las das Buch von Dr. Joe Dispenza „Du bist das Placebo"*, das mich nachhaltig beeindruckt und geprägt hat. Es beinhaltet, dass der Mensch sich allein mit Kraft seiner Gedanken heilen kann, und zeigt dokumentierte Beispiele und einen Weg dafür auf.
Mithilfe von Meditation ist es nach Dispenza möglich, die Veränderungen des Placebo-Effekts ohne Zuhilfenahme äußerer Substanzen zu erreichen und damit Heilung zu erzielen. Im Rahmen der Meditation bekommt der Meditierende die Möglichkeit, Überzeugungen und Wahrnehmungen über sich selbst zu verändern. Das können einschränkende Wahrnehmungen und Überzeugungen wie Glaubenssätze und damit Krankheiten sein.
Auch hier ist Beständigkeit wichtig. Mich faszinierte die Möglichkeit, für mich selbst zu wirken. So begann ich, nachdem ich einen entsprechenden Workshop bei Dr. Joe Dispenza besucht hatte, täglich zu meditieren. Diese Art des Meditierens habe ich mit der Zeit sehr zu schätzen gelernt.
Mittlerweile meditiere ich schon jahrelang und habe mir individuel-

---

* Dr. Dispenza, Joe: Du bist das Placebo. Bewusstsein wird Materie (2014), Koha.

le Meditationen aus meinem gesammelten Wissen, aus Erfahrungen und aus meiner Intuition entwickelt und mich von genauen Vorgaben gelöst. Ich habe auch hier beobachtet, dass es keinen Druck oder gar eine Angst geben sollte, etwas beim Meditieren richtig oder falsch zu machen. Es sollte sich eher eine Leichtigkeit und ein Bejahen bei der eigenen Person einstellen, damit eine Meditation wirkungsvoll ist.
Ich habe mich weiterhin sehr intensiv mit der Kraft der Gedanken und meiner eigenen Realitätsgestaltung auseinandergesetzt. Ich bin heute fest davon überzeugt, dass wir Menschen mithilfe unserer Gedanken, Überzeugungen und Annahmen unsere Realität und unser Leben unbewusst oder bewusst gestalten.
Mit unseren Gedanken senden wir Befehle aus. Gleichgültig, ob wir sie bewusst oder unbewusst denken. Jeder Gedanke ist reinste Energie und diese Energie setzt alles daran, diesen Gedanken in die Tat umzusetzen. Durch die Kraft der Gedanken ziehen wir all das, was wir über uns denken, in unser Leben. Ob wir uns etwas wünschen oder ob wir zweifeln. Alles funktioniert ausschließlich durch das Gesetz der Anziehungskräfte. Auf dieser Grundlage beschreibt Pierre Franckh in einem Buch, wie das „Sich-etwas-Wünschen" richtig geht.*
Haben wir negative Gedanken, ist es ratsam, diese zu akzeptieren und urteilsfrei anzunehmen. Ohne Urteil fließen sie durch uns hindurch und setzen sich nicht fest.
An Selbstgesprächen können wir ablesen, was wir denken. Es ist bedeutsam, die eigenen Selbstgespräche zu kontrollieren und negative Selbstgespräche, die mit Urteilen einhergehen, zu stoppen. Hängen wir in einer Gedankenspirale mit negativen Gedanken fest, sollten wir intervenieren.

---

* Franckh, Pierre: Wünsch es dir einfach, aber richtig! (2016), Koha.

Diese Übungen haben sich bei mir bewährt:

- *Parallelgedanken schaffen. Diese kann man sich vorher schon festlegen und dann im Notfall immer wiederholen.*
- *Zehn Dinge, für die ich sehr dankbar bin, benennen.*
- *Zehn Dinge, die ich toll an mir finde, benennen.*
  Überlege! Wofür bist du dankbar? Was magst du an dir? Wofür dankst du dir?
  Du wirst bestimmt fühlen, wie gut es tut, sich selbst anzuerkennen.

Eine kraftvolle Übung ist es für mich, mir am Morgen schon vorzustellen, wie gut ich mich am Abend fühlen werde. Wenn ich mir das gute Gefühl intensiv vorstelle und es wirklich fühle und es mit Dankbarkeit verbinde, habe ich dank meiner Vorstellungskraft und meiner Gedanken großartige Chancen auf Erfolg.

Was tut meiner Seele und meinem Körper gut?

Vorab möchte ich gerne festhalten, dass sich alles, was ich von mir beschreibe, in einem längeren Zeitraum gestaltet und entwickelt hat und ich nichts davon dogmatisch anwende. Es sind Verhaltensweisen, Anwendungen, Maßnahmen, die ich für mich als stimmig empfunden habe, die sich für mich gut und richtig anfühlen, oder auch Aspekte, die ich für eine Zeit ausprobiert habe. Ich habe die Erfahrung gemacht, dass nur das zu einem gehört, was sich auch gut anfühlt. Alles, was ich ohne Überzeugung gemacht habe, weil es mir vermeintlich helfen sollte, hat meistens nicht für mich funktioniert und ich habe es gelassen. Alles, was ich unter Widerwillen oder im Stress tue, tut mir in der Konsequenz generell nicht gut. Bekomme ich ein Gefühl von

Freiheit im Körper, tut mir etwas gut. Hingegen zeigen mir körperliche Beklemmungen, Enge, Angespanntheit und Stress, dass ich etwas ablehne.

Ruhezeit

Ein Ritual, das in meinem Leben einen wichtigen Stellenwert bekommen hat, ist die Ruhezeit. Mit zunehmender Genesung spürte ich, dass die intensive Zeit, die ich mit mir allein verbrachte, unsagbar wertvoll und heilsam für mich war. So richtete ich mir in unserem Haus ein eigenes kleines Zimmer ein, in dem neben meinem Schreibtisch und meiner Staffelei für meine Malerei auch ein gemütlicher Sessel und eine kleine Bibliothek Platz fanden. Es war fortan mein Zimmer des Wirkens wie auch der Ruhe und der Meditation. Von außen gab es ein „Bitte Ruhe"-Schild, das für meinen Mann wie auch für meinen Sohn ein Zeichen war, nicht zu stören. Mein Sohn wusste, dass er nur, „wenn das Haus abbrennt", in dieser Ruhestunde zu mir kommen durfte.
Ich zündete Kerzen an und machte es mir in meinem Sessel bequem. Es herrschte eine friedliche Energie des Nichts-Müssens und Nichts-Brauchens. Meinen Sohn zog diese schöne Atmosphäre sehr an und er mochte es, mich dort zu besuchen, wenn ich bereit dafür war. Wir erzählten und lasen dann gemeinsam.
Ich genoss es sehr, in dieser Zeit einfach zu sein, frei von Druck. Entweder ließ ich meinen Gedanken einfach freien Lauf, ich las sehr viel in Büchern, die ich für mich entdeckt hatte, oder ich sah mir Beiträge zu Themen an, die mich interessierten. Auch bei Büchern habe ich das Gefühl, sie kommen dann ins Leben, wenn man sie braucht. Parallel begann ich, aufzuschreiben, was sich für mich wertvoll anfühlte und

mir Klarheit brachte über das Leben und über mich. Ich merkte, wie ich immer mehr begann, meinen Horizont und mein Wissen zu erweitern. Ich begann, größere Zusammenhänge des Lebens und damit meines Lebens und meiner Erkrankung zu verstehen. War dieses Verständnis anfangs noch ein zartes Pflänzchen, goss ich es täglich mehr. Die Inhalte gaben mir ein starkes Gefühl der Resonanz, der Orientierung, und es war stets wie eine Bestätigung eines tiefen inneren Wissens, wenn ich mich mit verschiedenen Inhalten auseinandersetzte. Es stellte sich bei mir oft ein Hochgefühl ein und ich wusste schon damals, dass ich dieses Wissen und damit die Möglichkeit zur Entwicklung an andere Frauen weitergeben wollte. Ich fühlte eine große Zufriedenheit und Dankbarkeit für meinen Weg und meine Erkenntnisse, die ich unbedingt teilen wollte. Ich entwickelte ein neues Verständnis von Leben und Kranksein, das mich aus dem Opferdasein löste und mich zur Gestalterin meines eigenen Lebens werden ließ.

Natürlich verlief diese Entwicklung kleinschrittig, aber die Ahnung und das Wissen dafür waren angelegt und gaben mir Halt und Kraft.

Weiterhin nutze ich die Ruhezeit, um Themen und Übungen der Gesprächstherapie nochmals „anzuschauen" und zu vertiefen.

Alles, was ich in dieser Ruhezeit lebte, war nicht geplant und lief nicht nach einem Schema ab. Ich ließ zu, was in meinem Kopf auftauchte. So lernte ich immer mehr, zu spüren, was mir guttat.

Mir eine solche kleine bewusste Auszeit am Tag zu nehmen, hätte ich in den Zeiten vor meiner Erkrankung nicht in derselben Qualität und mit einer entsprechenden Muße tun können. Dazu hatte ich keine innerliche Ruhe und wie ich durch Glaubenssätze verinnerlicht hatte, keine innere Erlaubnis.

Heute sehe ich, wie mein Sohn für sich je nach Bedarf Ruhezeit in seinen dynamischen Alltag einbaut und einfordert. Ich finde es großartig, dass er durch mein Vorleben früh lernt, für sich zu sorgen. Durch Schule, Sport, Musik hat er seine festen Termine und spürt, wann er einen Ausgleich benötigt und seine Akkus aufladen möchte. Ich bin überzeugt, achtsames Verhalten liegt in der ursprünglichen Natur eines jeden Kindes. Doch scheint es mir auch wertvoll, diese Achtsamkeit im Hinblick auf das Heranwachsen in der heutigen Gesellschaft zu erhalten und zu schulen.

Musik

Auch Musik tat mir gut und mich inspirierten gute Texte und Biografien von starken Persönlichkeiten, die mich berührten. Wenn ich meine Lehrer aufzählen sollte, die Wesentliches zu meiner Genesung der Seele beigetragen haben, möchte ich ganz klar Udo Lindenberg nennen. Seine Musiktexte und insbesondere sein Album „Stärker als die Zeit" haben mich im weiteren Verlauf nach der Therapie intensiv begleitet und mir durch Mitsingen und Tanzen großen Spaß und Befreiung beschert. Bei vielen Liedern war ich unsagbar berührt und erkannte mich sehr in den Texten, zugleich spürte ich meine große Lebensfreude, meinen Lebenswillen, und ich wusste, dass der Krebs, um es in Udos Worten auszudrücken, ein „blaues Auge" für mich war. Kamen mir in den Anfängen noch lange die Tränen, wenn die traurigen Balladen („Wenn du gehst" u. a.) erklangen, hat es sich so entwickelt, dass ich diese Lieder heute mit einem neuen, gestärkten Bewusstsein höre und weiß, welchen riesigen Erfahrungsschatz ich dazugewonnen habe. Ich fühle mich sehr gereift und dankbar, diese innere Zufriedenheit und in Ansätzen eine Gelassenheit zu spüren. Ich hatte bereits zweimal die Gelegenheit, mich bei Udo persönlich für seine Unterstützung zu bedanken. Beim ersten Mal schenkte ich ihm Eierlikör und richtete neben meinen Worten auch einen Brief an ihn. Beim zweiten Mal schenkte ich ihm ein selbstgemaltes Bild. Wir plauderten über Malerei und über seine Liedertexte und was diese für viele Menschen bedeuteten. Für mich ist Udo ein unglaublich cooler Typ mit einem großen, weisen Wissen. Udo hat alle Lebenslagen studiert und ist sich immer treu geblieben. Für Udo gibt es kein Besser und Schlechter, er ist ein großer Visionär mit großem Herz, einer Neugierde und einer unbändigen Lebenslust, und er nimmt sich selbst nicht allzu wichtig oder gar ernst.

Auch Sarah Connor berührte mich mit ihrem Lied „Wie schön du bist“ zu Zeiten der akuten Chemotherapie sehr. Mit meinen Ohrstöpseln im Ohr, die chemischen Substanzen liefen derweil in meinen Körper hinein, flossen meine unzähligen, unbändigen Tränen. Der Text traf mich mitten ins Herz. Damals konnte ich nicht fühlen oder annehmen, dass auch ich „genau so, wie ich war, gemeint war“. Meine Seele sprach mit Ausdruck vieler Tränen ihre eigene Sprache. Heute weiß ich, wie schön, wie verletzlich und wie wunderbar ich bin. So, wie es jeder Mensch ist. Für mich selbst hätte ich es noch vor fünf Jahren niemals empfinden können.

Jetzt gerade liebe ich „Der Himmel soll warten“ von Sido und Adel Tawil. Oder „Pyramiden“ von Sido und Johannes Oerding. Überhaupt liebe ich die tiefgründigen Musiktexte vieler deutschsprachiger Sänger. Dafür war ich nie so empfänglich wie heute. Viele dieser Künstler sprechen mir aus der Seele, aus dem Herzen. Es wird mir dadurch auch so klar, dass wir Menschen alle verbunden sind und uns die großen Themen des Menschseins wie Sehnsucht, Liebe, Schmerz und Fragen nach dem Sinn des Seins gemeinschaftlich bewegen. Ich empfinde es

als wunderschöne Gabe, die Berührung mit der Seele in Form von Liedern auszudrücken.
Musik berührt meine Seele und weist mir einen Weg zu mir und meiner inneren Welt. Wenn ich sensibel hinschaue, was mich genau berührt, komme ich mir und meinen Themen näher.
Zudem ist Musik sehr befreiend und gibt mir positive Energie. Ich liebe es, z. B. im Auto lauthals für mich mitzusingen oder mich der Musik hinzugeben und zu tanzen.

Lachen

Ich hatte schon an anderer Stelle erwähnt, dass mein Mann mich gerne zum Lachen bringt. Lachen ist heilsam und Humor hilft großartig, um mit schwierigen Situationen zurechtzukommen. Sich selbst nicht so wichtig zu nehmen und einfach mal alle Fünfe gerade sein zu lassen, ist eine Kunst, in der ich mich ebenfalls weiter übe.
Ein Glaubenssatz, den ich auch seit meiner Jugend mit mir herumschleppte, war es, dass ich annahm, ich könne nicht frei und unbeschwert fröhlich sein. Heute weiß ich, wie gern ich lache, und ich übe mich weiterhin darin, Leichtigkeit zu leben und zu genießen. Dabei beobachte ich, dass es mir immer besser gelingt, nicht mehr so streng mit mir selber zu sein. Entwicklung ist ein Prozess, und ich beobachte immer mehr, dass sich mein Leben auch im Hinblick auf Menschen und Freunde verändert.

Menschen ziehen sich in gewisser Weise an und passen nach dem Gesetz der Resonanz wie Puzzleteile zueinander. Durch meine Entwicklung hat sich mein Puzzleteil sicherlich verändert und zu manch einem anderen Teil passt es nicht mehr. Aber auch jeder andere Mensch befindet sich in einer eigenen Entwicklung, sodass es viele Verschiebungen gibt und nicht unbedingt eine Trennung der Puzzleteile die Folge sein muss. Die Möglichkeit ist allerdings gegeben. Aus heutiger Sicht gibt es in meinem Leben deutlich mehr echte, authentische Freunde, Bekanntschaften und Herzensmenschen, mit denen ich besonders verbunden bin, als es früher der Fall war. Einige Beziehungen haben sich verändert und an Intensität verloren. Aber auch da merke ich, dass es verschiedene Phasen in Beziehungen gibt. Es gibt Zeiten des Miteinanders, der Ablehnung, der Abnabelung, des Stresses, des Konflikts, der Versöhnung, der Ruhe, der Entwicklung und viele Lebensphasen mehr. Das, was gerade ist, ist einfach nicht in Stein gemeißelt. Ich glaube vielmehr, dass immer Zeit für Entwicklung, für ein bewusstes Miteinander, für Aufmerksamkeit, für Miteinanderreden, für gegenseitigen Respekt, für Reflexion vorhanden sein sollte, um Beziehungen in jeglicher Form zu leben. Es ist nicht leicht, Beziehungen aufrechtzuerhalten, wenn große Emotionalität und geprägte Muster gelebt werden. Die Zeit und die persönliche Weiterentwicklung helfen hier aus meiner Erfahrung, um Ruhe zu finden. Im Vertrauen sein und nichts erzwingen zu wollen, erscheint mir hilfreich, wenn auch nicht immer leicht. Offen zu sein für Entwicklung und für Neues birgt für mich viele Geschenke in Form von neuen und veränderten Beziehungen, die unsagbar vielfältig und wertvoll sind.

Malerei und Klavier

Als meine Kräfte zurückkamen, hatte ich das große Bedürfnis, mich kreativ auszudrücken. Ich nahm meine Malerei wieder auf und malte mit Freude und Eifer. Das Malen gehört schon immer zu mir, jedoch hatte ich es in vergangenen Zeiten mit zunehmender Berufstätigkeit immer mehr aufgegeben. Die Leidenschaft und die Ideen dafür waren stärker denn je, ich hatte das Gefühl, es wollten sämtliche Farben aus mir herausfließen und sich auf der Leinwand manifestieren.
Zudem nahm ich Klavierunterricht. In mir gab es immer eine Sehnsucht danach, mich ans Klavier zu setzen und wunderschöne Melodien spielen zu können, je nach Gefühlslage. Ich spielte ein halbes Jahr, wobei ich feststellte, dass das Klavierspielen auch eine echte Herausforderung für mich war. Nach einer längeren Pause verschob ich das Lernen dann jedoch ganz nach dem Motto „Schritt für Schritt" auf die Zukunft. Aber mein Wunsch, das Klavierspielen wiederaufzunehmen, besteht weiterhin.

Individuelle Wellness

Um mir selbst regelmäßig Gutes zu tun, hatte ich meinen Fahrplan der verschiedensten „Wellnessbehandlungen", wie ich sie für mich passend beschreibe.
Meine Wellnessanwendungen waren die verschiedensten Gespräche mit unterschiedlichen Menschen, Therapeuten, Heilpraktikern, die ich liebte. In diesen Terminen lebte ich auf und ich kehrte energiegeladen nach Hause zurück. Ich hatte wohldosiert Behandlungen der Kinesiologie, der Osteopathie, der Traditionellen Chinesischen Medizin oder

der Bioenergetik. Zudem genoss ich wichtige Lymphdrainagen und physiotherapeutische Behandlungen. All diese Behandlungen stärkten meinen Körper und waren sehr wohltuend.

Ernährung

Eine Chemotherapie bedeutet immer viel belastende Chemie für den Körper. Neben vermeintlichen Krebszellen werden auch zahlreiche gesunde Körperzellen geschädigt. Der Körper ist in vielerlei Hinsicht Giften ausgesetzt und damit belastet, da sie sich durchaus im Körper festsetzen und auch langfristig Organe schwächen können und normale körperliche Funktionsweisen beeinträchtigen.
Um den Körper während und nach der Krebsbehandlung zu unterstützen, habe ich mich mit Ernährung, Bewegung und Entgiftung auseinandergesetzt. Wie zuvor beschrieben, stärkten mich unterstützend die verschiedenen heilpraktischen Behandlungen.
Schon vor der Erkrankung habe ich mich bewusst und ausgewogen ernährt. Eine gute Ernährung umfasst für mich eine Vollwertkost, die reich an Früchten, Gemüse, Hülsenfrüchten und Vollkorn ist. Generell sind unverarbeitete und biologisch angebaute Lebensmittel zu empfehlen. Ich liebe alle Gemüsearten in vielfältigen Farben, besonders grüne Gemüse.
Gute Öle liebe ich und Olivenöl ist bei uns zu Hause ein unabdingbarer Bestandteil. Zudem bevorzuge ich Fisch, der reich an Omega-3-Fettsäuren ist, und ich esse geringe Mengen und nach Möglichkeit Biofleisch, z. B. Geflügel. Rotes Fleisch bildet bei mir eher die Ausnahme und ich genieße es ganz bewusst.

Als natürlichen Zuckerersatz verwende ich gern Honig, Kokosblütenzucker oder Agavendicksaft.
Es ist für mich sehr erstrebenswert, frisch und selbst zu kochen, gute Lebensmittel zu genießen und damit meinem Körper etwas Gutes zu tun.
Ich liebe eine gesunde Ernährung, weil ich mich damit gut fühle. Ich esse bewusst, vielseitig und mit Genuss. Trotzdem ist es für mich Lebensqualität, nicht dogmatisch zu sein, Milchkaffee, etwas Süßes oder Pizza und herrlichen Wein bewusst zu genießen. Auch kann ich Lebensmittel und ein tolles Essen genießen, wenn es sich dabei nicht um Bioqualität handelt. Ein Essen, von dem ich denke, dass es mir nicht guttut, tut mir in der Konsequenz auch nicht gut, was allerdings durch die Kraft der Gedanken getriggert wird. Wenn ich ein Stück Kuchen genieße, esse ich es nicht mit einem schlechten Gewissen, sondern mit Freude. In diesem Moment ist es richtig für mich und es tut mir gut.
Ich kann das Buch „After Cancer Care"* als Ratgeber im Hinblick auf alle umfangreichen Aspekte zur Ernährung in der Krebsnachsorge sehr empfehlen. Ich habe das Buch intensiv studiert, vieles daraus für mich übernommen und ausprobiert. Im Laufe der Zeit habe ich für mich selbst herausgearbeitet, was meinem Körper Unterstützung und Energie bringt, ich habe herausgefunden, was für mich richtig und umsetzbar ist. Wie schon zuvor beschrieben, sollten solche Ratgeber nicht dogmatisch befolgt werden, da die Konsequenz oft einen großen Druck darstellt, der am Ende gegebenenfalls eine Resignation oder ein schlechtes Gefühl mit sich bringt. Aus eigener Erfahrung weiß ich, dass es immer besser ist, kleine Schritte mit einem guten Gefühl zu gehen, als zu viel zu perfekt zu wollen und sich damit gequält und unfrei

* After cancer care (2016) Rodale.

zu fühlen. Druck und Abhängigkeiten sind niemals natürlich gesund. Statt einem Dogma zu folgen und Unzufriedenheit zu entwickeln, ist es ratsam, einen eigenen bewussten Ernährungsstil zu entwickeln und auch einmal den Gelüsten nachzugeben, die glücklich machen. Die Glückshormone sind schließlich auch wertvoll.
Natürlich koche ich auch für meine Familie gesund, aber generell haben mein Mann und mein Sohn natürlich eigene Vorlieben und ihre Freiheiten. Ich koche so, dass für jeden etwas dabei ist, zudem essen wir alle viel Salat, Obst und Gemüse. Unser Essenstisch zeigt eine bunte Mischung auf. Durch mein Essverhalten mag ich mitunter etwas Gutes vorleben, aber es ist keine Vorgabe.
Wenn ich wirklich achtsam und nicht vom Verstand geleitet bin, zeigt mir mein Körper, was er gerade braucht und was ihm guttut.
Dieses Verhalten kann man auch bei kleinen Kindern beobachten. Vom natürlichen Instinkt geleitet, essen sie nicht mehr, als sie benötigen, und greifen dazu, was ihnen der Körper sagt. Einseitige zucker- und fetthaltige Ernährung schwächt diesen Instinkt der Nahrungsaufnahme dann jedoch im Laufe des Heranwachsens.

Bewegung

Neben der Ernährung ist für mich die Bewegung sehr bedeutsam für den Körper und Geist und eine erfolgreiche Krebsnachsorge. Durch Bewegung lassen sich Gewicht, Bluthochdruck und Blutzuckerspiegel senken. Bewegung regt die Durchblutung an und fördert die Ausschüttung von Endorphinen, die ja bekanntlich glücklich machen. Bewegung hilft gegen Osteoporose, Angstgefühle und Depression. Im Hinblick auf den Brustkrebs gibt es Studien, die besagen, dass regelmä-

ßiges Laufen für Frauen in der Brustkrebsnachsorge sehr wirkungsvoll sei.
Wie bereits beschrieben, liebe ich das Laufen in der Natur und es tut mir in jeglicher Hinsicht gut.
Das Licht und die mich umgebende Natur machen mich einfach glücklich, jeder Schritt erdet mich und ich fühle mich mit allem verbunden und gleichzeitig frei. Die Bewegung stärkt meine Knochen und Gelenke. Das regelmäßige Laufen ermöglicht mir eine deutliche Verbesserung von Rückenschmerzen und Verspannungen.
Das Laufen ist nicht gebunden an feste Zeiten oder an das Wetter. Beim Laufen bin ich völlig mir selber ausgesetzt und mit den eigenen Gedanken- und Gefühlswelten konfrontiert. Durch die Synchronisierung beider Hirnhemisphären ist dabei nicht nur einseitig die linke, rationale Hirnhälfte, sondern auch die rechte, kreative aktiv. Derselbe Effekt findet auch beim Yoga statt. Das Laufen macht den Kopf frei. Laufen befreit mich von schweren Gedanken oder Ängsten. Oft wiederhole ich während des Laufens Glaubenssätze, was wunderbar und fast routiniert funktioniert, während ich mit allen Sinnen die Natur genieße.
Regelmäßig bekomme ich Impulse und frische Denkansätze in der Natur.

Entgiftung

Um meinen Körper zu unterstützen, aß und esse ich sehr viel Gemüse und andere wertvolle Lebensmittel. Zudem entgiftete ich meinen Körper mit Kräutern in Form von Kräuterteemischungen, die mir meine TCM-Therapeutin verordnete. Ich bin fest davon überzeugt, dass

neben der körperlichen Entgiftung auch die Entgiftung der Gedanken, die durchaus toxisch sein können, wichtig ist. Hier kommt dann wieder die Anwendung der Achtsamkeit ins Spiel.
Es gibt verschiedenste weitere Mittel, um den Körper zu entgiften. Für mich ist die Alge Spirulina sehr wertvoll. Ratsam ist dafür immer eine gute Beratung eines Heilpraktikers oder eines Arztes. Kinesiologisch kann man wunderbar testen, was der Körper braucht oder ablehnt.
Das Entgiften sowie auch der Aufbau eines gesunden Darms sind für mich weiterhin ein wichtiges Thema und ich informiere mich und handele für mich.

Vielfältige Strategien meiner neuen Ausrichtung

Ich habe viel gelesen und mir viele Vorträge unterschiedlichster Menschen angehört und aus Unterhaltungen mit Menschen immer für mich hilfreiche Aspekte und Strategien gewonnen. Durch meine Öffnung und mein großes Interesse für das Leben erhielt ich täglich die Chance, meinen Horizont zu erweitern, zu wachsen und mich immer mehr aus der Opferrolle zu befreien. Ich saugte sämtliches Wissen, Erfahrungen und Tipps auf und durchdrang sie mit meinem Herzen und meinem Verstand.
Diese Welt über die Zusammenhänge des Lebens, die sich mir öffnete, zeigte mir immer mehr, auf welche Weise ich geprägt war und funktionierte. Wertvoll war es für mich, zu erkennen, dass ich nicht allein mit meinen Problemen, Sorgen und Ängsten dastand und dass es viele Lösungen und Lösungsansätze für mich gab.

Ich verstand, wie wichtig Selbstliebe ist. Selbstliebe hörte sich für mich früher befremdlich an, doch ist sie für ein gesundes Leben von elementarer Bedeutung. Anita Moorjani*, eine Frau, die den Nahtod und eine Wunderheilung erlebt hat, beschreibt es so: „Lieben Sie sich selbst, als hinge Ihr Leben davon ab, denn das tut es." Sich selbst zu lieben, sich anzunehmen, ist unsagbar wichtig, aber es war für mich auch eine sehr schwere Lektion, die Zeit benötigte und noch immer benötigt. Eine Übung dafür ist es, sich vor den Spiegel zu stellen und sich in die Augen zu sagen, dass man sich liebt, sich toll findet. Zu Beginn ist es schwer, deshalb sollte man diese Situation trainieren, täglich und am besten über 21 Tage lang. Aber es tut auch weiterhin gut, sich selbst seine Liebe auszudrücken.** Louise Hay, die sich selbst vom Krebs geheilt hat, hat dafür einen begleitenden Kurs entwickelt. Selbstliebe ist enorm wichtig für alles. Ich glaube, viele Menschen – und dazu gehörte ich auch – verachten sich selbst und verurteilen sich eher, als sich selbst anzuerkennen und so zu lieben, wie sie sind. Selbstliebe ist nicht egoistisch. Das ist ein weit verbreiteter Glaubenssatz unserer Gesellschaft, der viele Menschen daran hindert, in ihre Kraft zu finden. Ich glaube vielmehr, dass man nur andere Menschen wahrhaftig lieben und achten kann, wenn man sich selbst liebt, sich achtet, anerkennt und für sich sorgt. Menschen, die keine Selbstliebe praktizieren, die immer nur geben, aber selbst nicht empfangen, leben in einem Ungleichgewicht, das sie auf Dauer ausbrennt. Ich musste auch erst verstehen, dass es nicht die Aufgabe anderer Menschen ist, mich zu lieben, sondern dass es MEINE Aufgabe ist, das zu tun. Wenn du dich

---

* Moorjani, Anita: Heilung im Licht (2012), arkana.

** Hay, Louise: Spiegelarbeit (…), Hay House.

selbst liebst, bist du nicht vom Außen darauf angewiesen. Behandelst du dich selbst mit Respekt, werden dich auch andere Menschen mit Respekt behandeln.

Eigene zerstörerische Regeln erkennen und verändern

Wir Menschen haben jeder individuell ein ganzes Netzwerk aus Regeln für unser Leben aufgebaut. Diese Regeln sind eng verknüpft mit unserem Selbstwert, unseren Glaubenssätzen über das Leben und uns selbst.
Unbewusst sind wir täglich damit beschäftigt, unseren Regeln für ein perfektes Leben hinterherzujagen.

Allgemeine Beispiele für unbewusste innere Regeln und mögliche gefährliche, stressende Gedanken, die daraus resultieren:

Menschen müssen mir Aufmerksamkeit schenken.
Wenn Menschen im Außen mich wohlwollend wahrnehmen und mich beachten und freundlich und anerkennend sind, geht es mir gut. Tun sie es jedoch nicht, fühle ich mich schlecht und zweifle an mir.

Menschen müssen mich mögen.
Ich weiß nie ganz, ob Menschen mich überhaupt und dauerhaft mögen. Ich habe immer Unsicherheit und Zweifel in mir.

Ich muss schlank sein.
Wenn ich nicht schlank bin, zu viel esse, bekomme ich keine Anerken-

nung und Lob und zweifle an mir. Essen ist für mich immer gekoppelt mit einschränkenden Gedanken.

Ich brauche einen hohen materiellen Standard, um das Leben genießen zu können.
Wenn ich nicht viel Geld verdiene, kann ich nicht glücklich sein. Deshalb arbeite ich möglicherweise in einem Job, der mich frustriert und mich erschöpft, aber ich habe einen hohen materiellen Standard.
Oder ich habe keinen Job, in dem ich viel verdiene, weshalb ich mich gegebenenfalls minderwertig und unglücklich fühle.

Viele SMS-Nachrichten zeigen, dass ich beliebt bin.
Wenn ich keine SMS bekomme, mag mich keiner. Wenn mir jemand nicht antwortet, hat das etwas mit mir zu tun. Ich fühle mich abgelehnt und minderwertig.

Jeder Mensch, der mich umgibt, hat seine eigene Realität und eigene Lebensumstände. Diese haben oftmals nichts mit meinem eigenen Leben zu tun. Trotzdem werden sie von mir oder dem Betroffenen persönlich interpretiert. Das verursacht belastende Gefühle und Stress. Durch eigene starre zerstörerische Regeln, die wir uns selbst auferlegt haben, sind wir damit immer abhängig vom Außen. Unser Wert und unser Wohlfühlen hängen von anderen Menschen und äußeren Umständen ab. Aber diese entspringen der individuellen Welt und sind nicht berechenbar.
Wir machen uns und unser Wohlergehen also von etwas im Außen abhängig, was keine Verlässlichkeit in sich birgt. Zwangsläufig können diese Regeln nicht funktionieren und nachhaltig zu etwas Positivem führen.

Alle Regeln sind zudem miteinander verknüpft. Wird eine Regel nicht befolgt, wirkt es sich auch auf andere Regeln aus und Gefühle des Scheiterns und der Unfähigkeit sind die Folge.

Wenn wir diese einschränkenden Regeln loslassen, sie überdenken und verändern und nicht alles im Leben persönlich nehmen, sondern gucken, was unseren inneren Frieden und das Wohlfühlen stärkt, können wir selbst darüber bestimmen, ob und wie unser Tag und unser Sein gut werden.
Ändere die Regeln, die dich schwächen, die dich unglücklich und ohnmächtig machen. Finde neue Regeln, die dich befreien und dich erfüllen können. Nur du selbst kannst empfinden, wie Erfüllung für dich funktioniert. Deine Erfüllung muss nicht den Gesellschaftsnormen entsprechen und auch nicht der Erfüllung deines Partners, deiner Familienmitglieder, deiner Kollegen. Sie müssen DIR entsprechen.

Selbstfürsorge

Mit der Selbstfürsorge verhält es sich wie mit der Selbstliebe. Das Sorgen für andere fällt uns oft leichter als das Sorgen für uns selbst. Es gibt wunderbare, wichtige dienstleistende Berufe, in den Menschen für Menschen sorgen. Ich denke an Berufe im Krankenwesen, in der Erziehung und Bildung, in der Altenpflege und in vielen Bereichen mehr. Für die Menschen in diesen Berufen ist vom Staat oft nicht gut gesorgt, was Arbeitszeiten und Vergütung oder auch die seelische Verarbeitung betrifft. Menschen in diesen Berufen sind oft sehr empathisch und opfern sich auf. Wenn diese Menschen nicht gut für sich selber sorgen, haben sie irgendwann keine eigenen Kräfte und Kapazitäten mehr und

werden krank. Ich denke, nur wer gut für sich selber sorgt, kann auch wirklich für andere da sein, ohne körperliche und seelische Leiden davonzutragen.
Selbstfürsorge bedeutet, die eigenen Akkus aufzuladen, für sich selbst gut zu sorgen, um in der eigenen Kraft zu sein. Was der einzelne Mensch dafür benötigt, gilt es, für ihn herauszufinden.

Loslösen von der Meinung anderer

War ich früher abhängig von der positiven Meinung anderer über mich, lerne ich immer mehr, mich von der Liebe und der Anerkennung anderer zu lösen. Diese Abhängigkeit war in der Vergangenheit wie ein Gefängnis für mich.
Ich war nicht frei darin, zu leben, wer ich wirklich war. Mein authentisches Ich kannte ich lange Zeit nicht. Im Rückblick nährte mich die Anerkennung von außen nicht nachhaltig. Hatte ich etwas gut gemacht und bekam Lob, konnte ich dieses kaum annehmen und auch wenig spüren. Ich fühlte wenig Genugtuung, vielmehr gab es in mir eine Leere. Ich denke, diese Leere zeigte mir, dass ich nicht intrinsisch gehandelt hatte und nicht meine eigene Wahrheit gelebt hatte, sondern mich von der Meinung im Außen motivieren und handeln ließ. Vielleicht hatte ich oft auch gegen meine eigenen Werte und Normen gehandelt. Ich hörte irgendwann den Satz **„Ich bin nicht hier auf der Erde, um einen Beliebtheitswettbewerb zu gewinnen"** und er wirkte wie ein Appell auf mich. Genau darum ging es, ich wollte nicht mehr gefallen. Das Gefallenwollen habe ich immer als anstrengend und jetzt endlich auch als sinnlos empfunden. Ich habe verstanden, dass ich hier bin, um mich mit meinen Fähigkeiten und Besonderheiten und mit

meiner Individualität zu leben – genau so, wie ich bin. Ich bin immer mehr bereit, Menschen loszulassen, die mich nur als meine angepasste Version sehen möchten und meine unangepasste Entwicklung nicht annehmen können. Es ist ein Prozess, zu lernen, Nein zu sagen und Grenzen zu setzen. Ich habe endlich verstanden, dass ich nicht jeden zufriedenstellen kann. Ich möchte nicht mehr „everybodys darling" sein. Es liegt in meiner eigenen Verantwortung, „Stopp, bis hierhin und nicht weiter" zu sagen.

Ist es auch oft schwer, so gibt es mir ein unglaublich gutes Gefühl, integer zu sein, mir treu zu sein und mein Verhalten mit mir vereinbaren zu können.

Ich entscheide mich nicht gegen etwas oder jemanden, sondern ich entscheide mich FÜR MICH.

Zudem habe ich verstanden, dass ich nicht für das Glück anderer verantwortlich bin. Damit sind nicht die Verantwortung und liebevolle Fürsorge gemeint, die wir unseren Kindern entgegenbringen. Vielmehr hat jeder Mensch seinen freien Willen und ist für sein Leben verantwortlich. In vergangenen Zeiten wollte ich oft alles richtig machen, damit es anderen Menschen gut geht, und ich war mir dabei oft selbst nicht treu. Um eine wahre Unterstützung für Mitmenschen sein zu können, ist es wichtig, authentisch in der eigenen Mitte und in der eigenen Kraft zu sein.

Schwäche eingestehen

Ich habe gelernt, Schwäche gegenüber mir und anderen einzugestehen, und verstanden, dass es darum geht, sich authentisch zu geben. Früher unterdrückte ich jede Form von Schwäche gern und wollte im-

mer stark wirken, weil ich dachte, Schwäche wäre negativ und nicht gewünscht. Keine Schwäche zu zeigen, perfekt sein zu wollen, macht in gewisser Weise auch unnahbar. Jeder Mensch hat Schwächen, und ich finde es verbindend und authentisch, sich im Ganzen mit seinen Schwächen zu zeigen. Wir alle haben unsere Sonnen- und unsere Schattenseiten. Wenn wir den Schatten und die Schwäche anerkennen, verlieren sie zudem auch an belastender Kraft.
Was ich aber von dem Phänomen der Schwäche trennen möchte, ist das Jammern. Jammern und Beklagen erhöhen möglicherweise für einen kurzen Moment die eigene Energie, man bekommt Aufmerksamkeit, aber es richtet den Fokus auf das, was im Außen negativ ist, und führt dazu, abzustumpfen und Begeisterungsfähigkeit zu verlieren. Selbstmitleid und Jammern schwächen mich und machen ein Opfer aus mir. Es gibt die sogenannte Leidensspirale, die besagt, dass Jammern weiteres Jammern anziehe. Ich bin kein Opfer und ich habe Verantwortung für mich und meine Situation in meinem Leben, in der ich mich befand und befinde, übernommen. Diese Eigenverantwortung ist nicht immer leicht zu tragen, aber sie beflügelt mich und fühlt sich gut und richtig an. Ich fühle mich oft unaufhaltsam.

Entscheidungen treffen

Hier geht es darum, zu erkennen, was wir für ein gesundes Leben im Einklang mit uns selbst brauchen und welche Entscheidungen dafür getroffen werden müssen. Spüren wir eine Sehnsucht nach Veränderung, doch bleibt alles beim Alten, ohne dass wir eine Entscheidung treffen, so wird sich vermutlich auch nicht viel ändern. Wir haben die Möglichkeit, klare Entscheidungen zu treffen, wenn wir bereit sind,

die Konsequenzen zu tragen, die eine Entscheidung nach sich zieht. Haben wir Angst vor den Konsequenzen, ist eine losgelöste, freie Entscheidung nicht gut möglich und wir zögern oder entscheiden uns womöglich gegen unseren inneren Wunsch und damit gegen uns selbst. Wir sollten Entscheidungen aus freiem Herzen treffen.
Hier möchte ich von meiner kleinen und doch großen Entscheidung erzählen, das Skifahren aufzugeben.
Ich habe das Skifahren im Alter von 18 Jahren gelernt. Das Lernen und Umsetzen fielen mir schwer. Die Bedingungen dafür will ich außen vor lassen, denn ich bin überzeugt, dass es nicht am Willen oder an den Skilehrern gelegen hat, dass mir das Skifahren schwerfiel, vielmehr war es eine große Angst in mir, es nicht zu können, und davor, dass etwas Gefährliches passieren könnte. Kinder lernen noch ohne Angst, aber mein erwachsener Verstand war sehr aktiv und hinderte mich komplett daran, entspannt und unbedarft an das Skifahren heranzugehen. So fühlte ich mich von jeher verkrampft auf Skibrettern und entsprechend stürzte ich und hatte immer wieder irgendwelche Verstauchungen, geprellte Rippen oder Sonstiges. Wenn ich ehrlich bin, hatte ich diesen Respekt vorm Skifahren und die Angst schon vor dem allerersten Skiurlaub „im Gepäck". Doch hörte ich immer wieder, wie großartig das Skifahren wäre, und ich hatte den Eindruck, Skifahren gehörte einfach zu einem schönen Leben dazu. In meinen damaligen Ohren war man gut angesehen, wenn man in den Skiurlaub fuhr. Ich beobachtete Freunde, denen beim Skifahren das Herz aufging, die ohne Ende Spaß daran fanden und glücklich einen Skitrip nach dem anderen erlebten. Ich verurteilte mich selber dafür, mich so unbegabt anzustellen, und wollte mir und anderen immer wieder zeigen, dass auch ich mitmachte, dazugehörte und dass ich kein Spielverderber sein wollte. Für den Urlaub als Paar entscheidet man gemeinsam, ob

man z. B. ans Meer oder in die Berge fährt. Ans Meer fuhren wir auch, aber es ging eben auch ab und zu in den Schnee. Mein Mann liebt das Skifahren. Doch die große Vorfreude auf die Skipiste konnte ich nicht fühlen. Vielmehr gab es da ein Unbehagen in mir. Mein Verstand soufflierte mir immer: Du schaffst das schon. Stell dich nicht so an. Du kannst anderen nicht den Spaß verderben. Augen zu und durch. Ich passte mich also meinen Umständen an, ohne einen eigenen Lösungsweg für mich zu suchen.

Einige Skitage liefen besser als die anderen, aber richtig froh war ich immer nur, wenn das Skifahren hinter mir lag. Zweifelsohne liebe ich die Berge und mag es sehr, im Schnee zu sein. Das Drumherum eines Winterurlaubs in den Bergen mochte ich sehr, nur das Skifahren bedeutete Stress für mich.

Als unser Sohn in ein Alter kam, in dem auch er Skifahren lernen konnte, fuhren wir als Familie in den Skiurlaub. Auch Luis' Herz entbrannte voll und ganz für das Glück auf den Brettern. Es ist schön, zu sehen, mit welcher Leidenschaft und Hingabe er das Skifahren liebt. In diesem Skiurlaub, es war in der Zeit nach der Erkrankung, hatte ich mich schließlich schon größtenteils aus dem eigentlichen Skifahren herausgezogen und meine Zeiten im Schnee anders verbracht. Nach meiner Genesung vom Krebs schaute ich achtsamer darauf, was ich wollte, was mir guttat und was ich eben nicht wollte. Mir war bewusst, dass ich beim Skifahren Angst verspürte und es Stress für mich bedeutete. Trotzdem spürte ich, dass meine zwei Männer mich gern auch mal bei sich auf der Piste haben wollten, um eine gemeinsame Skizeit zu verbringen. Das wärmte natürlich mein Herz. An einem Nachmittag nach Ende der Kinderskischule fuhren wir also noch einige Pisten als Familie gemeinsam. Schließlich kam ich in eine sehr missliche Situation. Ich stürzte und Luis musste mit ansehen, wie ich völlig hilflos

dalag und die Skier nicht wieder anbekam. Luis war in großer Sorge und verzweifelte, was mein Herz unendlich berührte.
Noch in der hilflosen Situation traf ich die Entscheidung, das Skifahren zu begraben und konsequent und ehrlich zu mir zu stehen. Natürlich war Luis enttäuscht, aber ich hatte das unglaubliche Gefühl, das Richtige für mich und im Weiteren auch für Luis zu tun. Ich verhielt mich einfach authentisch und sorgte gut für mich. Ich sagte Nein zu etwas, was mir nicht guttat, und hatte damit auch eine große Vorbildfunktion für meinen Sohn. Im weiteren Verlauf gab es viele Situationen, in denen andere Menschen nicht verstanden, wie ich mich nur freiwillig dem Skifahren entsagen konnte und eine solche Entscheidung treffen konnte. In früheren Zeiten hätte ich mich klein und schwach und als Versagerin gefühlt. Jetzt war ich für mich eine Siegerin. Ich hörte auf mich und meine innere Stimme und stand zu mir, das tat unendlich gut. Übrigens sind wir in diesem Jahr sogar in die Berge gezogen und haben sämtliche Skigebiete vor der Haustüre. Ich liebe das Wandern, das Skifahren überlasse ich gern allen Menschen, die dafür brennen. Eine Meditation hoch oben auf einer Alm in einem Liegestuhl im Schnee zu machen, erfüllt mich sehr und ich genieße die Winterwelt auf meine Weise.
Das Skifahren steht hier exemplarisch für viele Dinge, zu denen ich früher nicht offen gestanden habe. Genau betrachtet geht es oft um Selbstbetrug, der einem nur selbst sehr schadet, aber niemandem dienlich ist. Es lässt sich so viel leichter leben, wenn man authentisch zeigt, wer man ist, mit allen Stärken und Schwächen. Man wirkt weniger perfekt und ich bin überzeugt, dass man „ungeschminkt" viel eher ein Vorbild für andere Menschen sein kann, ebenfalls zu sich zu stehen.

Vergeben heißt, den eigenen inneren Frieden höher zu schätzen als den Drang, sich selbst und andere immer wieder alten Mustern zu unterwerfen. Vergeben macht frei, es löst festverankerte Schuldgefühle, Groll, Selbsthass und Urteile. Verzeihen ist heilsam und ermöglicht neues Leben. Wer nicht vergeben kann, bindet Unmengen seelischer Energie und verschwendet die eigene Kraft in Zorn, Rachegedanken, Hass, Bitterkeit und Wut. Gut verdrängt bewirken alte Verletzungen innere Vergiftung. Nicht gelebte Trauer führt häufig zu Depressionen. Meist trifft eine aktuelle Kränkung nur auf unzählige unverarbeitete alte Wunden zum gleichen Thema.

Wie in jedem Leben gab es auch in meinem Leben Menschen, unter denen ich sehr gelitten habe und die mich sehr verletzt haben. Wenn ich an diese Menschen, so gut ich sie auch verdrängt hatte, dachte, ergriffen mich die unterschiedlichsten Gefühle, wie Traurigkeit, Groll, Wut, Hilflosigkeit, Verzweiflung, Angst, Ohnmacht. Hatte ich auch am Tag genug Ablenkung, waren die Gefühle im Hintergrund jedoch immer präsent und nachts dominierten sie dann unaufhaltsam meine Gedanken.

Es ist kein leichter Weg, doch ich habe gelernt, Menschen zu vergeben, was sie mir angetan haben. Vergeben bedeutet nicht, dass ich das Verhalten der Menschen gutheiße. Vielmehr heißt es, zu akzeptieren, dass der entsprechende Mensch in dieser Situation nicht besser konnte, als sich derart zu verhalten. Dafür hilft es oftmals, Informationen über die Kindheit des Menschen, dem man vergeben möchte, zu sammeln und zu verstehen. Jeder Mensch gibt auf seine Weise das für ihn Mögliche. Mehr und Besseres sind ihm in seiner Situation und aufgrund seiner geprägten Muster der Vergangenheit nicht möglich. Das Verhalten,

das dieser Mensch zeigt und das mich möglicherweise tief verletzt, hat tieferliegende, in der Regel traurige Gründe. Es gibt die Möglichkeit, dann das Kind, das der nun erwachsene Mensch einst war, in seiner Not, in seiner Welt zu sehen und diesem Kind zu vergeben. Es ist oft leichter, dem Kind zu vergeben als dem erwachsenen Menschen, der er heute ist.
Wir sollten uns vor Augen halten, dass wir ohne Vergebung wie in einem eigenen Gefängnis der zerstörerischen Emotionen sitzen. Ich denke, dass sich Krankheit aus einem Zustand des Nichtvergebens entwickeln kann. Gedanken und Groll wirken sich zerstörerisch auf unsere Gesundheit aus.

Dieses Vergeben kann auf der „inneren Bühne“ ohne direkte Konfrontation und Austausch mit der Person, der man vergeben möchte, geschehen und sollte wiederholend praktiziert werden.

Vergeben ist für Menschen oft sehr schwer oder gar unmöglich. Wenn es nicht funktioniert, sollte man den Widerstand gegenüber dem Nicht-Vergeben loslassen. Damit vergibt man sich selbst und ist nicht mehr streng mit sich selbst. Dadurch entsteht eine neue Energie und neue Möglichkeiten bekommen Raum. Man sollte einfach davon ausgehen, dass es irgendwann klappt.

Gelebte Vergebung bedeutet eine Befreiung für mich selbst. Die Vergebung kann still stattfinden. Es ist nicht nötig und wichtig, es der Person, der ich vergebe, mitzuteilen, es sei denn, ich entscheide mich dafür.
Durch Vergebung habe ich viel für meinen inneren Frieden getan.

Auch heute habe ich Auseinandersetzungen mit Menschen, bei denen ich die Vergebung praktiziere.
Durch Vergebung öffnen sich Mauern, die ich als Schutz um mein Herz gebaut habe. Das Tor zum Herzen öffnet sich nach innen und Frieden kann einkehren. Natürlich benötigt alles Zeit.
Da ich immer sehr streng mit mir selber und meinem eigenen Verhalten war und mich oftmals stark verurteilte, lernte ich auch, mir selber zu vergeben. Es ist ratsam, die Urteile bewusst zurückzunehmen, die man über sich selbst gefällt hat, und sich selbst zu vergeben. Mitgefühl für sich selbst aufzubringen, sich selbst als kleines Kind zu betrachten und sich in der Vorstellung in den Arm zu nehmen, empfinde ich als sehr wichtig und kraftvoll. Es braucht einen ruhigen geschützten Moment dafür. Auch viele Jahre später kann dieses kleine Mädchen, das ich einst war, dadurch Heilung erfahren und Liebe fühlen. Durch diese Form von Selbstheilung fühle ich Freude und Frieden in mir. Auch hier gilt, dass ich die Liebe und Anerkennung, die ich mir als Kind von anderen gewünscht habe, mir selber geben kann. Selbsterkenntnis, Selbstannahme und Selbstvergebung sind pure Selbstliebe und sehr heilsam.

Befreiung von Problemen

Das Leben in Beziehungen zu Menschen, die jeweils ganz eigene Wahrnehmungen haben, sowie die unterschiedlichsten Umstände des Lebens bieten jederzeit Herausforderungen und oftmals Probleme. Probleme mit sich alleine abzumachen und gar im Stillen zu wälzen, ohne Lösungsmöglichkeiten zu finden, führte bei mir zu unterdrückten Gefühlen, die sich im Körper als Energieblockaden festsetzten. Ich weiß heute, wie wichtig es ist, Probleme anzuschauen, da sie sich nicht von selbst lösen. Probleme sollten unbedingt ausgesprochen werden. Wir können sie vertrauten Menschen, aber auch einer Person schildern, die nicht in die eigentliche Situation involviert ist. Indem wir die Probleme und Sorgen „rauslassen", befreien wir uns ein Stück weit davon. Probleme aufzuschreiben, ist auch eine Möglichkeit des Ausdrucks. Rapper machen Lieder daraus. Es gibt vielfältige Wege. Wichtig ist es, diesen inneren Stau der Lebensenergie zu lösen und diese wieder ins Fließen zu bringen. Unterstützende Maßnahmen sind neben dem Rauslassen für mich auch Laufen, Spaziergänge in der Natur, Klopfen, Akupunktur und Yoga. Die Möglichkeiten sind individuell und vielfältig.

Selbstzweifeln begegnen

Ein gutes Mittel gegen aufkommende Selbstzweifel ist es, nicht zu warten, sondern „zu machen". Über den eigenen Schatten zu springen, die eigene Komfortzone zu verlassen, über selbst erschaffene Grenzen zu gehen, das ist nicht leicht. Doch es birgt die Chance, über sich hinauszuwachsen. Damit meine ich nicht nur, sich abzulenken oder auszuweichen, sondern dahin zu gehen, wo es „brennt". Vielleicht liegt hinter der vermeintlichen Schwäche sogar die größte Stärke und es bremsen nur innere Glaubenssätze. „Geh auf die Bühne, wenn du dich eigentlich verstecken willst", sagt Bahar Yilmaz, die mich mit ihrem Podcast *New Spirit* lange Zeit begleitet hat. Sich in kleinen Schritten aus dem Versteck zu wagen, ist sicherlich auch eine gute Möglichkeit. Wichtig ist, ES zu tun.

Wir zweifeln daran, etwas zu können und vermeintlich gut genug

zu sein. So haben wir zum einen Stress und verbauen uns zusätzlich die Chance auf das persönliche Wachstum. Als Kind hatten wir diese Selbstzweifel noch nicht, sonst hätten wir niemals Laufen und andere Fertigkeiten gelernt. Hinter Rückschlägen und Misserfolg liegt auch immer eine Chance, zu wachsen. Es sind die begrenzenden Gesellschafts- und Erziehungsnormen, die uns an uns selbst zweifeln lassen. Ich finde den Spruch „Als Adler geboren und als Huhn gefangen" von Ernst Crameri sehr aussagekräftig. Wenn man so will, war ich bildlich gesprochen ein sehr treues Huhn gewesen, das sich endlich zurück zum Adler mausert.
Wenn der Körper übersäuert ist, bekommen Menschen oft toxische Gedanken und damit ist man gefährdet, eher Selbstzweifel zu empfinden und auf entsprechende Dinge im Außen wie im Innen zu reagieren. Dieses Phänomen trifft auf mich zu. Ausreichender Schlaf und Bewegung machen mich stabiler im Hinblick auf Selbstzweifel.

Wege aus der Selbstzweifelkrise:

- Nimm deine Zweifel bejahend an.
- Sprich mit Gleichgesinnten über deine Zweifel, nicht mit Menschen, die die Zweifel noch stärken.
- Schreibe deine Erfolge auf. Der Verstand kommt so zur Ruhe und du wirst gestärkt.
- Mach dir eine Hilfsliste. Schreibe dir Zettel mit Komplimenten, die du bekommen hast, vielleicht sind es auch Karten von Freunden, Geschenke, und klebe sie an die Stellen, wo du oft hinguckst. Welche Hilfsmittel stärken dich? Lies Witze und LACHE!
- Lies Biografien großer Persönlichkeiten! Sie alle kennen steinige Wege.

- Schreib dir deine Zweifel auf und frage dich, ob du wirklich eine „Jammerliese“ bist.
- Zweifel sind selbstgemacht und haben keine Kraft ohne dich.
- Sieh dein optimales Ich vor deinem geistigen Auge. Sieh, wie du erreicht hast, was du anstrebst.

Ich kenne es sehr gut, zwei Schritte in die richtige Richtung zu gehen und immer wieder einen riesigen Schritt zurückzusetzen. Ich bezeichne mich auch gern als Hürdenläuferin. Ich nehme Hürde für Hürde. Ich falle immer wieder hin. Letztlich komme ich voran und habe ganz neue Erfahrungen und ein neues Wissen im Gepäck. Beides lässt mich wachsen und ich akzeptiere die Hürden und mache weiter. Durch das Training meistere ich Hürden bewusster und mit mehr Leichtigkeit.

Vorbilder finden

Es gibt immer auch Menschen, die mir nicht guttun und die meine oder die Entwicklungsschritte anderer generell kritisch beäugen und mich damit verunsichern. Ich versuche, mich vor diesen Menschen zu schützen, und ich orientiere mich lieber an Menschen, die positiv sind, mich bereichern und selbst „schon viel“ erlebt und gemeistert haben. Solche Menschen inspirieren mich und sind wertvoll für meine Entwicklung.

Es gibt mir auch positiven Input und Inspiration, Biografien von Persönlichkeiten zu lesen, die mich in ihrer Art im Hinblick auf Stärke und Herz berühren. Mich berühren Menschen vielfältiger Art und ich bin immer wieder fasziniert und dankbar, zu fühlen, welche Weisheit, Energie, Menschlichkeit in Menschen steckt. Damit meine ich neben öffentlichen Personen auch viele Menschen in meinem Umfeld. Ich spüre sehr oft, dass wir alle Menschen sind, die auf besondere Weise verbunden sind. Jeder für sich trägt seine vielfältigen Päckchen und besitzt eigene Stärken. Umso mehr fühle ich mit Menschen, die einsam im Herzen sind und sich isoliert fühlen.

Tägliche Freuden

Ich tue täglich etwas, das mich mit Freude erfüllt. Weil ich es mir wert bin. Vielfältige Dinge erfüllen mich, wie z. B. Laufen, eine gute Ernährung, eine Akupunktur, eine Meditation, ein Geschenk an mich selbst, gutes Wasser trinken, Yoga machen, schlafen, lesen, ein Wannenbad, eine Massage genießen, einen Kaffee mit einer Freundin oder mit mir allein trinken, eine achtsame Ruhezeit verleben. Jeder sollte für sich spüren, was ihm individuell guttut, und sich dazu anhalten, auch wirklich etwas davon zu tun!

Zudem ist es eine tolle Sache, sich drei Dinge aufzuschreiben, die einen generell glücklich machen, und diese dann in den Alltag zu integrieren. Nach einiger Zeit ist es spannend, nachzuschauen, ob man es verwirklicht hat. Diese Dinge sollten allerdings keinen Stress mit sich bringen, dann wären sie eher kontraproduktiv. Das Rezept für eine nachhaltige Veränderung ist immer die Leichtigkeit.

Ich arbeite auch mit Visualisierungen und stelle mir regelmäßig vor, wer ich in meiner Zukunft sein möchte. Ich erlebe und fühle es in meiner Vorstellungskraft, als wäre es bereits so. Diese Übung sollte mit Beständigkeit durchgeführt werden. Wir sollten bewusst für uns positiv besetzte Dinge als neuronale Verknüpfung abspeichern, damit wir mit unserer Gedankenkraft wirken können.

Achtsamkeit mir selbst gegenüber bedeutet, ein Bewusstsein dafür zu entwickeln, was mir guttut. So wähle ich auch gezielt aus, mit welchen Nachrichten und Informationen ich meinen Geist füttere. Am besten sind natürlich positive und wunderbare Dinge. Natürlich ist das nicht immer möglich, das ist klar. Im Hinblick auf Medien habe ich aber durchaus eine Wahl. Ich habe für mich ein individuelles Medien-Fasten eingeführt und konsumiere nur das, was für mich Sinn macht und förderlich ist. Mein Handy benutze ich gerne, aber immer mehr mit Bewusstsein. Ich stelle selbst fest, dass es Zeiten gibt, in denen ich mich sinnlos mit dem Handy beschäftige, was meine Aufmerksamkeit bindet und mir nicht guttut. Die Zeit ist kostbar und andere Beschäftigungen oder Ruhe sind für mich persönlich wertvoller.

Mir tut es gut, im heutigen Weltgeschehen nicht immer „up to date" zu sein. Die recht einseitige Nachrichtenversorgung durch die gängigen Medien ist in der Regel erschütternd und destruktiv. Es fällt mir schwer, die negativen Energien von mir zu halten, die schrecklichen Bilder aus meinem Kopf zu bekommen. Ich stumpfe nicht ab, wenn ich täglich traurige, berührende und mich erschreckende und ängstigende Bilder und Reportagen dazu aufnehme. Ich habe das Gefühl, mich vor dieser Schwere schützen zu müssen, was nicht bedeutet, dass mir die großen Zusammenhänge und Berichte dazu fremd oder egal sind. Ich habe großes Mitgefühl für Menschen und die Natur.

Im Übrigen gibt es im Internet Positiv-Nachrichten, die ein anderes Gefühl in meinem Körper hinterlassen. Sie zaubern mir oft schon beim Lesen ein Lächeln auf die Lippen und stimmen mich optimistisch und freudig. Diese Medien sind allerdings in der Quantität und im Umfang wenig präsent in der Öffentlichkeit, sodass sie die Menschen der Masse

weniger erreichen. Es bedarf eines aktiven Handelns, diese Medien zu konsumieren.
Ich kenne Menschen, die sehen es als mangelnde Bildung oder als interessenlos an, wenn sich Menschen eingeschränkt für das aktuelle Tagesgeschehen interessieren. Menschen denken, es sei ihre menschliche Pflicht, allumfassende Nachrichten zu verfolgen (egal ob sie einseitig dargestellt werden). Für mich ist das ein gesellschaftsvorherrschender Glaubenssatz im Sinne von „Man muss dieses und jenes machen, erst dann ist man richtig."
Ich sehe es für mich anders. Zum einen kann man Menschen aus meiner Sicht nicht miteinander vergleichen und natürlich nicht beurteilen. Es sollte jeder Mensch seinen Interessen folgen und fühlen, was hilfreich für ihn ist. Mein Mann z. B. interessiert sich ganz klar für das Weltgeschehen und für die Politik und hat dabei keine Probleme mit seiner eigenen Abgrenzung dazu.
Wenn ich allerdings das Weltgeschehen aus Pflichtgefühl verfolge, erreiche ich damit nichts für die Menschen, die leiden, weil Katastrophen, Kriege und fragwürdige Machthaber gewählt werden. Ich helfe mit meiner passiven Rolle niemandem. Vielmehr werden in mir Ängste, Hilflosigkeit und Ohnmachtsgefühle geschürt, die ich für mich fühle, aber auch im Umgang mit anderen zeige und als Energie ausstrahle. Ich beobachte oft, dass Menschen negativen Smalltalk halten – über das Wetter, über andere Menschen, über Politik und vieles mehr. Sie bestätigen sich oft gegenseitig, wie vermeintlich schlecht die Welt und die Entwicklung der Zeiten doch sind. Damit nehmen sie die Opferrolle ein. Oft enden solche Gespräche mit tiefem Verdruss und Resignation darüber, was ist. Nach dem Gesetz der Anziehung zieht Jammern weiteres Jammern an. Ich vermeide jeden negativen Smalltalk, auch wenn es manchmal schwer ist, sich diesem zu entziehen. Er tut

mir nicht gut und ich helfe auch niemandem damit. Vielmehr helfe ich Menschen, wenn ich mich auf meine Weise menschlich verhalte und im Positiven für mich und in meinem Umfeld und auf meine Weise wirke. Jemandem eine Freude zu machen oder ein ehrliches Lächeln zu schenken, jemandem zuzuhören oder ein Kompliment zu machen, sind da Kleinigkeiten, die schon Großes bewirken. Es gibt wunderbare Friedensmeditationen, die global gemeinsam durchgeführt werden, die energetisch viel bewirken. Die Art und Weise, durch die Menschen für andere Menschen oder für Tiere und Natur wirken, ist vielfältig, individuell, nicht objektiv messbar und nicht vergleichbar.

Dankbarkeit

Eine weitere Übung ist das Praktizieren von Dankbarkeit. Ich fühle große Dankbarkeit für mein Leben, für meinen Weg der Entwicklung, für meine Familie, für die Schönheit der Natur und für Unzähliges mehr. Für mich ist nichts selbstverständlich und so danke ich täglich für vieles, für große und kleine Dinge, für alles, was mein Leben reich und lebendig macht. Das Danken erfüllt mich mit einer inneren Zufriedenheit.

Um ein Bewusstsein für Dankbarkeit zu schaffen, ist es toll, sich Zeiten zu schaffen, in denen man seine Dankbarkeit ausdrückt. Morgens nach dem Aufwachen oder abends vor dem Schlafen sind mögliche Zeiten. Ich erfreue mich an Dingen und bin mittlerweile sehr oft spontan und dabei bewusst sehr dankbar. Ich finde es wertvoll, das Schöne und alles Bedeutsame in mein Bewusstsein zu holen und zu würdigen, indem ich Dankbarkeit fühle.

A. Die größeren Zusammenhänge

WER BIN ICH? Die Suche nach Authentizität

> *Das Ziel des Lebens ist Selbstentfaltung.*
> *Seine eigene Natur vollkommen zu verwirklichen,*
> *dafür ist jeder von uns da.*
> *Oscar Wilde*

Woran ich glaube

Ich bin getauft, konfirmiert und habe die Geschichten der Bibel im Kindergottesdienst und in der Schule und dem Konfirmandenunterricht kennengelernt. Aus heutiger Sicht weiß ich, dass ich sie über all die Jahre nicht wirklich verstanden und verinnerlicht hatte.
Ich wurde nicht sehr religiös erzogen und ging selten in die Kirche.
Als Kind glaubte ich an den Gott im Himmel, der sich als weiser Mann mit Bart und gütigen Augen im Himmel aus Wolken formte und von oben alles sah. Ich fühlte, dass er mich immer sehen konnte. Ich richtete mein Gebet als ein kindliches Ritual an ihn. Ich mochte die Jesusgeschichte und guckte mir gern das Krippenspiel in der Kirche an. Mit dem Größerwerden betete ich eher dann, wenn ich Hilfe und Unterstützung suchte. Mag ich eine Verbundenheit unbewusst gefühlt haben, spürte ich keine direkte Verbindung mit dem Göttlichen.

Als meine Mutter an Krebs erkrankte, verlor ich den Glauben an eine höhere Gerechtigkeit und an einen Gott, der von oben über die Menschen wacht. Meine Hilflosigkeit, Verzweiflung und Enttäuschung ließen mich nicht mehr an einen Gott glauben. Dass eine Krankheit in einem größeren Kontext gesehen werden kann und eine Botschaft mit sich bringt, war mir damals noch nicht klar.
Zudem erlebte ich Menschen, die sich als sehr gläubig beschrieben, die regelmäßig am Sonntag in die Kirche gingen, die aber in ihrem Alltag wenig herzliche Nächstenliebe praktizierten. Die Art, wie gläubige Menschen andere Menschen verurteilen und sich im Vergleich zu Mitmenschen als besser und wertvoller empfinden, hat mich schon immer gestört. Kein Individuum ist aufgrund von Rasse, Kultur, sozialer Herkunft, Körper, Religion und Glauben in irgendeiner Weise besser oder schlechter. Menschen jedoch verurteilen Menschen bezogen darauf. Auch auf weltlicher Ebene werden Kriege im Namen des Glaubens geführt, was für mich paradox erscheint. Für mich bedeutet wahrer Glaube das Leben von Verbundenheit, von Menschlichkeit und die Achtung und Freiheit eines jeden Individuums.
Erst viel später sollten mir die Zusammenhänge von Gott, dem Universum und uns Menschen, so wie ich sie verstehe, klar werden.

Eine sehr weise Dame fragte mich im Zuge meiner Suche nach mir selbst, ob ich an etwas glauben würde, und ich antwortete spontan, dass ich an eine höhere Macht glauben würde und dass es für mich etwas gäbe zwischen Himmel und Erde, ohne beschreiben zu können, was ich meinte. Für mich war es aber kein Gott im Sinne meines kindlich Gelernten mehr.
Fortan beschrieb ich das, woran ich glaubte, mit „Universum“. Mit diesem Begriff fühlte ich mich wohl. Ich fühlte, dass es eine universelle

Energie gab, die das meinte, was ich mit Worten nicht zu beschreiben vermochte. Von nun an erhielt ich nach und nach mehr Einblicke in das, was ich in mir fühlte, womit ich mich verbunden fühlte und wer ich eigentlich war.

Wie viele Menschen habe ich tief in mir ein angeborenes Verlangen und Suchen nach Sinn, Ziel und Zweck des Lebens. Die Krebserkrankung hat mein Bedürfnis, den Sinn des Lebens zu erfassen und damit mich und mein Sein auf dieser Erde besser zu verstehen, vorangetrieben. Früher habe ich nicht bewusst geahnt, dass das Leben einen tieferen Sinn hat. Ich habe angenommen, wir Menschen sind eine besondere Spezies mit einem Gehirn ausgestattet, die geboren werden, leben und sterben. Punkt. In mir war ein Ruf nach mehr Wissen, den ich nicht wirklich hören konnte. Doch mein Unbewusstes wusste schon immer, weswegen wir Menschen hier auf Erden sind, und verschaffte sich Gehör über verschleierte Botschaften in Träumen, Eingebungen, tiefe innere Sehnsüchte und schließlich über körperliche Botschaften.

Ich glaube heute an das Universum, an eine Urquelle allen Seins, eine göttliche Intelligenz. Ich glaube fest daran, dass wir als Seele in einem menschlichen Körper inkarnieren. Unsere Seele ist bestrebt, hier auf der Erde vielfältige Erfahrungen zu machen und Lektionen zu durchlaufen, um sich weiterzuentwickeln. Die Seele möchte Dualität erfahren, das ganze Spektrum an menschlichen Emotionen erleben. Mir gefällt die Beschreibung, dass die Erde ein wunderbarer Lernplanet sei und es einer Spielwiese der Ausdrucksmöglichkeiten gleiche. Demnach sind wir Menschen hier, um unser eigenes Dasein zu erleben und zu entwickeln. Jede Seele ist ein Ausdruck der göttlichen Intelligenz. Keine Seele ist im Hinblick auf Entwicklungsschritte miteinander vergleichbar. Wenn wir geboren werden, verlieren wir das Wissen um unsere Göttlichkeit. Man spricht von einem *Schleier des Vergessens.* Wir vergessen, wie großartig und vollkommen wir sind und dass wir mit großartigen Fähigkeiten auf die Erde gekommen sind. Ich bin der festen Auffassung, dass jeder Mensch von uns besondere Gaben in sich trägt, die mit ihrem Ausdruck der Menschheit auf Erden Licht, Freude und Frieden bringen und den dunklen Mächten den Nährboden nehmen können. In unserem Gesellschaftssystem verlieren wir Menschen über den Verlust unseres Selbst-Bewusst-Seins häufig das Wissen über und den Zugang zu unseren wirklichen Fähigkeiten. Wir leben oft ein Leben, das uns nicht entspricht und uns nicht erfüllt. Aber der Weg des Lebens mit den verschiedensten Prägungen, Herausforderungen und Krisen, so wir diese denn als richtungsweisend erkennen, führt uns wieder näher an unser wahres Ich mit den eigenen Gaben heran. Leben wir integer und im Ausdruck unserer Gaben und nehmen an, was ist, fühlt sich das Leben leicht und fließend an. Es ist das Gefühl des Flows. Wenn uns etwas leichtfällt, uns etwas große Freude bereitet und sich unser Herz leicht und friedvoll anfühlt, ist das ein Hinweis darauf, dass wir mit unserem Herzen verbunden sind und unsere Gabe leben.

Ich bin überzeugt, wir Menschen kommen alle aus einer einzigen Urquelle und sind alle miteinander verbunden, im Himmel wie auch hier auf Erden. Umso schwerer empfinden wir oftmals die selbsterschaffene Isolation des Einzelnen in unserer Gesellschaft. Als Einzelkämpfer fühlen wir uns oft abgeschnitten von der Quelle und dem Ganzen. Dieses isolierte Gefühl und die Anstrengung des Lebens als Einzelkämpfer nehme ich für mich immer wieder deutlich wahr. Genauso fühle ich Verbundenheit im Ausdruck von Menschlichkeit und Liebe intensiv in Form von Rührung, Herzenswärme und Liebe.

Ich glaube, wir kommen aus einem Einheitsbewusstsein, das Liebe beinhaltet und in dem niemand krank oder anderweitig unzureichend ist. Unser wahres Selbst ist grenzenlos und vollkommen und mit allem verwoben. Diese Ansicht hat mir Anita Moorjani*, die einen Nahtod erlebte, nähergebracht. Seitdem hat sich mein Verhältnis zum Sterben verändert. Ich bin überzeugt davon, dass wir, wenn es unsere Zeit ist, zu gehen, in eine andere Ebene eintreten, in der bedingungslose Liebe und Akzeptanz herrschen.
Dieses ist meine Sicht der Dinge. Sie hat sich durch Lesen vielfältiger Literatur und über Gespräche mit verschiedensten Menschen gefestigt. Es liegt mir fern, sie als allgemeingültige Wahrheit darlegen zu wollen. Mein Weg der Herausforderungen, zu denen insbesondere die Krebserkrankung zählt, setzte eine großartige Transformation in mir in Gang. Ich fühle immer mehr, dass sich unter meiner äußeren Hülle, die durch die Gesellschaft, die Erziehung und die häuslichen Gegebenheiten sowie Erfahrungen aller Art geformt wurde, zunehmend mein wahres Ich offenbart. Dieser anhaltende Prozess ist nicht leicht und ich denke, das ganze Leben ist dafür da, diese Transformation vielschichtig zu durchleben. Für mich fühlt es sich richtig an, diesen Weg zu gehen. Dieses Verständnis öffnet mir für vieles die Augen und ich erkenne vermehrt den Sinn hinter Widrigkeiten und anderen Dingen in meinem Leben. Es scheint tatsächlich so zu sein, dass mich die Erfahrungen in meinem Leben, die mitunter sehr schmerzhaft waren, wie die Erkrankung an Krebs, erst zu dem Menschen machen, der ich eigentlich schon tief in mir bin und immer war.
Es gibt auch die These des Seelenplans, eines Plans, den wir uns als Seele vor der Inkarnation festgelegt haben, der beinhaltet, welche Ent-

* Moorjani, Anita: Heilung im Licht (2012).

wicklungen wir in unserem Leben machen wollen. Demnach bekommen wir vom Leben unsere Lektionen immer wieder gestellt, bis wir sie meistern und einen Entwicklungsschritt weitergehen können. Aus Diskussionen mit Menschen aus meinem Umfeld weiß ich, wie abwegig sich diese Theorie und mein Blick auf unser Erdendasein anhören können. Insbesondere dann, wenn man sich noch nicht weiter mit diesen Aspekten auseinandergesetzt hat. Meine Absicht ist es keinesfalls, diese Sicht als richtig darzustellen. Ich möchte nur beschreiben, woran ich glaube.

Die Krankheit als Botschaft der Seele

> *Schmerz ist der Arzt,*
> *auf den wir am meisten hören.*
> *Der Güte und der Weisheit machen wir*
> *unsere Versprechungen,*
> *dem Schmerz aber gehorchen wir.*
> *Marcel Proust*

Ich bin der festen Überzeugung, dass jeder Einzelne von uns Menschen auf die Erde kommt und eine ganz individuelle Bestimmung hat, die er in diesem Leben ausleben will. Diese Bestimmung zeigt sich in einer Art von Sehnsucht, der Mensch hat individuelle Fähigkeiten und Gaben, die ihn, wenn er sie lebt, erfüllen.

Diese Bestimmung zu erkennen, ist nicht leicht, denn wir leben in einem Wertesystem in unserer Gesellschaft, in dem wir oftmals die eigenen Sehnsüchte und die Verbindung zu unserem Herzen verlieren. So verlassen wir mit dem Heranwachsen unseren Weg unserer tiefen intrinsischen Bestimmung.

Wir leben nach äußeren Maßstäben, die wir für universell und richtig halten und nicht kritisch hinterfragen. Wir bauen uns ein Leben nach diesen Maßstäben auf, gießen es in eine Form, die womöglich nicht unserem wahren Wesen entspricht und uns nur zum Teil erfüllen kann. Handeln wir gegen unsere inneren Werte, Bedürfnisse und Eigenheiten, erfahren wir anstelle von Erfüllung Stress und Unzufriedenheit.

Wir folgen dann nicht dem Weg unseres Herzens und unserer Bestimmung, und in der Konsequenz schickt uns die Seele durch unseren Körper Signale in Form von körperlichen Blockaden und Leiden. Der Körper möchte uns aus meiner Sicht daran erinnern, dass wir von unserem eigenen Weg im Leben abgekommen sind, dass wir uns beobachten und handeln sollten.

Überspitzt gesagt, hören wir nicht auf die Signale, sondern beklagen dann diese Leiden und betäuben die Signale des Körpers mithilfe von Medikamenten und Operationen und leben unser Leben wie gewohnt weiter. Der Körper sendet uns entsprechend weitere Botschaften.

Ich vergleiche es auch mit dem Klimawandel und damit einhergehenden „Symptomen" der Erde. Wir Menschen wappnen uns gegen Katastrophen jeglicher Art, doch sind es die Ursachen, die nach Heilung schreien und nachhaltig behoben werden müssen. Glücklicherweise wächst ein Bewusstsein für den Schmerz von „Mutter Erde" in der Bevölkerung, was uns z. B. „Fridays for future" zeigen.

Im Hinblick auf den Körper können wir Menschen uns eine lange Zeit mit einem gewissen Schmerz abfinden. Die Angst vor dem Unbekannten, einer Veränderung, vor dem Verlassen der Komfortzone lässt uns oft jahrelang gewohnte Leiden ertragen. Der Geist ist zwar geduldig und mitfühlend, doch das Leben ist ein strenger Lehrer. Widerstand ist dann irgendwann vergeblich und es kommt zu einem Schock aus heiterem Himmel. Das kann eine Krankheit sein, aber auch eine finanzielle Krise, ein Todesfall, eine Scheidung oder vieles mehr. Der Mensch wird bis ins Mark erschüttert, und wie ich es in meinem Fall empfunden habe, findet er sich im freien Fall wieder. Dieser Schock wirkt dann wie ein Katalysator, mit dessen Hilfe unser Unterbewusstsein die nötige Energie und Konzentration erzeugt, damit wir unser Leben überdenken und etwas ändern.

Die körperlichen Herausforderungen und mögliche Krankheiten sind also Teil unseres Weges, die uns versuchen, zu sagen, dass etwas nicht stimmt und wir innere Konflikte erleben. Wir folgen nicht unseren individuellen wahren Werten und Zielen und nicht unserer Leidenschaft. Irgendetwas im Konzept des Lebens stimmt nicht. Das erste Biologische Naturgesetz nach Dr. Hamer besagt zudem, dass die Ursachen von Krankheiten in nicht verkrafteten Konflikterlebnissen liegen.*

Früher folgte ich ohne eigene kritische Überlegungen der Schulmedizin. Eine Krankheit als Botschaft zu verstehen, war in meinem Denken noch nicht angelegt, ging ich doch davon aus, dass der Mensch ein Zufallsprodukt der Evolution war. Krankheiten passierten demnach zufällig oder weil die Lebensumstände im Außen nicht gut für den Körper waren. Ich habe angenommen, dass die Ursachen von Krankheit im Außen lägen und Heilung auch von außen in Form von Medizin möglich wäre. Dadurch gab ich die Verantwortung für etwaige Krank-

---

* Ebly, Björn: Die seelischen Ursachen der Krankheiten – Nach den 5 Biologischen Naturgesetzen, entdeckt von Dr. Med. Mag. Theol. Ryke Geerd Hamer (2018) Ibera Verlag, S. 8.

heiten ab, ohne darüber tiefergehend nachzudenken. Dass Stress nicht förderlich für die Gesundheit ist, war mir klar und ich wusste, dass ich in den Jahren vor der Krebsdiagnose oft seelischen Stress empfunden hatte. Ich ahnte, als ich an Krebs erkrankte, dass der Krebs eng damit zusammenhing, und begann, mich für alternative ganzheitliche Ansätze für die Ursachenforschung von Krankheiten zu interessieren. Ich spürte, dass der Krebs mir etwas sagen wollte, und ich erkannte die Krankheit als klare Botschaft. Zudem bin ich überzeugt, viele vorherige Botschaften, die mir mein Körper schickte, nicht als solche verstanden zu haben. Mir war die Ernsthaftigkeit hinter möglichen Zeichen früher überhaupt nicht klar. Im Blick zurück erscheinen mir meine Entwicklung und die sämtlichen zurückliegenden körperlichen Symptome mit ihren Botschaften so deutlich und klar zu sein. Aber ich verurteile mich nicht, sie nicht verstanden zu haben. Es war mir nicht möglich. Umso dankbarer bin ich, jetzt diese Zusammenhänge zu verstehen.

Die Botschaften sind in gewisser Weise verschlüsselt und jeder Mensch hat ein körperliches System, das sich nicht direkt mit dem eines anderen Menschen vergleichen lässt. Es gibt eine Vielzahl von Leiden und Erkrankungen der Menschen, die so individuell unterschiedlich sind, wie es die Menschen in ihren Wahrnehmungen und Lebensentwürfen selbst und ihre seelischen Befindlichkeiten sind.

Eine Grundsatzregel ist es meines Erachtens, dass wir Menschen uns treu sein sollten. Wer seine Gefühle und seine innere Realität verleugnet, hat oft verschiedene Schmerzen und ist weniger beweglich. Eigene körperliche Einschränkungen zeigen auch mir immer wieder, achtsam mit mir umzugehen. Es ist ein Prozess, diese herauszufiltern und den Mut aufzubringen, Verhaltensmuster und etwaigen Selbstbetrug zu durchschauen.

Wie schon beschrieben, habe ich früh die Verbindung zu meinem Herzen verloren. Ich hatte nicht verstanden, dass ich einen eigenen Wert und eine eigene wertvolle Persönlichkeit hatte. Umso mehr habe ich mich angestrengt, mich gut an alle äußeren Maßstäbe anzupassen, diese voll und ganz als meine Wahrheit zu übernehmen und mein Leben danach auszurichten. Ich brachte mein wahres Selbst in meiner Entwicklung immer weniger zum Ausdruck, weil meine Ängste mich davon abhielten. Ich verleumdete und verurteilte mich und meine Emotionen vor mir selbst und der Welt in der Annahme, mich als nicht richtig und nicht ausreichend verstecken zu müssen. Es gab viele innere und äußere Konflikte, die ich durchlebte. Ich hatte mich selbst verloren, weil ich nicht mehr auf mich, sondern stets auf die äußeren Stimmen gehört hatte. Ich habe lange Zeit meine Gefühle verdrängt und damit mein Bewusstsein für meine eigene Großartigkeit verloren. Die Gefühle sind das Tor zur Seele. Mir war weder die Bedeutung der Seele noch meiner eigenen Kraft und Bedeutsamkeit bewusst. Ich errichtete, ohne es zu wissen, große Mauern um meine Seele und um mein Herz und sperrte beide weg. Ohne die echten tiefen Gefühle lebte ich längere Zeiten aus dem Verstand heraus, wodurch ich den Kontakt zu meinem wahren Selbst verloren und mich schließlich sehr verloren gefühlt habe. Umso mehr habe ich versucht, im Außen alles perfekt zu machen, damit nicht auffällt, wie verunsichert und haltlos ich war. Das alles war mir natürlich nicht wirklich bewusst. Ich fühlte immer, dass etwas nicht stimmte, dass ich oft traurig war. Vor der Diagnose fühlte ich mich innerlich sehr leer, obwohl im Außen vermeintlich alles gut erschien.

Die Botschaft, die ein körperliches Symptom oder ein Krankheitsbild übermitteln möchte, ist immer individuell. Kein Körper, keine Krebszelle, keine Diagnose gleicht der anderen, nichts ist eins zu eins vergleichbar.

So wie sich jede Rosenblüte von der anderen im feinsten Detail unterscheidet, so unterschiedlich ist jeder einzelne Mensch. Jeder Mensch kommt mit seiner ganz eigenen Persönlichkeit, mit seiner individuellen Vielfältigkeit auf diese Erde. Jeder Mensch hat eigene Herausforderungen und Lebensaufgaben und sammelt eigene Erfahrungen und lebt ein individuelles Leben. Trotzdem versuchen viele Menschen von uns, einem gesellschaftlichen Idealmaß zu entsprechen, das es aus meiner Sicht gar nicht geben kann. Wir streben nach etwas Künstlichem, was uns nicht erfüllt und vielen von uns nicht im wahren Wesen entspricht. Wir passen unser Inneres dem Außen an, anstatt von innen heraus das Außen für uns zu entwickeln und zu formen.

Die gesellschaftlichen Maßstäbe verleiten uns, zu vergleichen, zu bewerten und zu verurteilen. Menschen können aber von außen nicht beurteilen, was in jemand anderem vorgeht. Wir Menschen sind nicht auf der Erde, um zu urteilen. Sind wir nicht vielmehr hier, um zu lieben?

Jeder Mensch ist ein facettenreiches Individuum mit eigener geprägter Biografie. Wir können also niemanden miteinander vergleichen und beurteilen. Auf welcher Grundlage wollen wir es sonst tun? Wer maßt es sich an, diese Maßstäbe für Verurteilung festzulegen? Es gibt keine besseren und schlechteren Menschen. Wie schön wäre es, wenn wir Menschen ohne Verurteilung miteinander auf dieser Erde leben könnten. Im Frieden und im Miteinander. Wir Menschen sind oft sehr geübt im Urteilen über andere. Ein Bewusstsein darüber hilft jedoch, sein eigenes Verhalten zu reflektieren und zu verändern.

Welche Botschaft auch immer eine Krebsdiagnose mit sich bringt, der

Betroffene wird sie selber für sich erkennen, wenn er es selbst möchte. Daran glaube ich fest. Im Außen hat jedoch niemand das Recht, über andere Menschen, über ihr Leben und ihr Verhalten und ihre Krankheiten zu urteilen oder womöglich Schuldzuweisungen zu geben. Wir Menschen gehen alle unseren ganz eigenen Lebensweg.

Es ist unsagbar wichtig, dass wir erkennen, dass wir einzigartig, besonders, wertvoll und richtig sind – genau so, wie wir sind. Jeder einzelne Mensch ist Teil eines großen Mosaiks, das nur dann schön ist, wenn jeder Mensch in seiner Einzigartigkeit und seiner Bestimmung leuchtet. Es ist unsere Aufgabe, uns selbst zu achten und zu lieben. Unsere Emotionen gehören zu uns und sind ebenso in jeder Ausprägung richtig, und es ist wichtig, dass wir sie annehmen.

Was es bedeutet, ein Empath zu sein

Im Zuge meiner Entwicklung verstand ich, dass meine starken Ausprägungen der Sensibilität und der Empathie ein wesentlicher Aspekt meines Wesens sind. Ich verstand, dass diese mein Naturell sind und damit fest zu mir gehören. Zudem erfasste ich, dass es sich dabei um eine wertvolle Gabe und nicht um eine vermeintliche Schwäche handelt.

Sensiblen Kindern wird meist schon früh vermittelt, ihre Gabe wäre eine Schwäche. Sie bekommen zu hören, zu empfindlich und zu emotional zu sein und zu viel zu weinen. Statt Unterstützung zu erhalten, müssen solche sensiblen Menschen einen Weg finden, mit ihren Eigenheiten zurechtzukommen. Nicht selten unterdrücken sie diese dann und empfinden sich selbst als schwach.

Ich spüre deutlich, dass es viele empathische Menschen und insbesondere Frauen gibt, die nicht um ihr Vermögen wissen und ihre Gabe als Schwäche und Empfindlichkeit verurteilen.
Der Begriff „Empath“ leitet sich von dem aus dem Griechischen stammenden Wort „empatheia“ ab, was übersetzt „Einfühlung“ bedeutet.
Es gibt bestimmte Gehirnzellen, die dafür verantwortlich sind, dass wir Mitgefühl empfinden und uns auf Freude, Angst und Liebe anderer einstimmen können. Diese Gehirnzellen nennt man Spiegelneuronen. Empathen verinnerlichen und verstehen Gefühle einer anderen Person. Spiegelneuronen stelle ich mir wie Antennen vor, die bei Empathen durch individuelle Erfahrungen und Prägungen in der Vielzahl aktiviert sind und ihnen alle Gefühlsschwingungen ihres Umfelds spiegeln und übertragen.
So ist es schwierig für emphatische Menschen, mit negativ ausgerichteten Menschen zusammen zu sein. Es gibt das Phänomen der emotionalen Ansteckung, bei dem die Emotionen einer Person und das damit verbundene Verhalten direkt ähnliche Emotionen und Verhaltensweisen bei anderen auslösen.
Empathen sollten sich folglich eher mit positiven Menschen in ihrem Leben umgeben, damit sie nicht durch Negativität geschwächt werden. Nicht immer ist das möglich, sodass diese sensiblen Menschen Vorsichtsmaßnahmen und Ausgleich zu den negativen Schwingungen treffen sollten, um sich zu erden und sich zu zentrieren.
Die Energien vielfältiger Menschen und die der Welt im Allgemeinen können für Empathen körperlich und geistig anstrengend sein. Für mich trifft es zu und erklärt mein großes Bedürfnis nach Ruhe und Natur. Empathen müssen sich viel Zeit für sich selbst nehmen, in der sie allein sind. Oftmals ist die Natur ein Wunschort dafür. In der Natur fühlen sie sich ohne Stress und negative Gefühle verbunden.

Zum einen brauchen diese Menschen diese Zeit, um sich zu erholen, zum anderen sehnen sie sich tatsächlich nach Zeit für sich allein. Sind Empathen mit den Realitäten unserer Welt konfrontiert, erleben sie diese tatsächlich emotional mit und es betrifft sie persönlich. Sie empfinden beispielsweise großes Leid und Schmerz bei Berichten über erschütternde Vorkommen in der Welt. Die meisten Menschen können solche Dinge mit Abstand betrachten und verfügen über einen eingebauten Filter, was den empathischen Menschen nicht möglich ist. Es ist ein Grund, warum ich für mich das Medienfasten eingeführt habe. Emphatische Sensibilität braucht große Kräfte, um all diese Dinge in dieser Welt so intensiv mitzuerleben. Oftmals fühlen Empathen das Äußere mehr als das eigene Innere.
Ein Weg, die eigene Energie zu sparen, wäre es, sich als Empath von der äußeren Welt zurückzuziehen. Das ist aber auf Dauer kein Weg, der für viele Menschen funktioniert oder sinnvoll für die eigene Entwicklung ist. Empathen sollten stets bemüht sein, ihre eigenen Kraftspeicher aufzuladen, doch sie wissen oft nicht, wie das geht. Für sich selbst gut zu sorgen, sich zurückzuziehen, wird in der heutigen Gesellschaft von vielen Menschen oft als egoistisch und damit als negativ angesehen. Da Empathen diese Gemeinschaftsenergie fühlen, denken sie oft, kein Recht auf ihre eigene Fürsorge zu haben. Auch die Konfrontation mit anderen Menschen kann für Empathen sehr schwierig sein. Sie fühlen die Stimmungen ihres Gegenübers, und um sich gut und sicher zu fühlen, versuchen sie, es dem Gegenüber recht zu machen und eine positive Stimmung zu erzeugen. Es gehörte zu mir, anderen Menschen immer ein gutes Gefühl geben zu wollen. Oft konzentrierte ich mich voll auf mein Gegenüber und vergaß mich dabei. Fühlte ich mich gut, doch meinem Gegenüber ging es schlecht, fühlte ich mich in der Vergangenheit oft schuldig und schlecht, weil es mir gut ging, dem

anderen aber nicht. Es schien, als hätte ich in einem solchen Fall keine Berechtigung für eigene gute Gefühle. Es stellt eine Anstrengung und einen Teufelskreis dar, denn damit verhalten sich Empathen nicht integer, sie passen sich an und verhalten sich nicht natürlich. Sie sind sich oft selbst nicht treu, was wiederum zu Unzufriedenheit und schlechten Gefühlen führt. Wenn ein Mensch immer seine inneren Bedürfnisse überdeckt und nicht für sich einsteht, seine innere Stimme überhört, dann verliert er den Kontakt zu sich selbst, den Leitfaden für sein Leben. Diesen findet er nicht in der Außenwelt, und folglich denkt der emphatische Mensch, jeder andere hat Recht, jeder andere ist wichtig, jeder andere hat Liebe verdient, aber nicht er selbst. So unterstützt und folgt der Empath eher anderen Menschen als sich selbst. Folgt ein Mensch nur dem Außen und verliert den Kontakt zu sich selbst, erzeugt das auf Dauer körperliche Symptome und Krankheit.

Wenn Menschen sich verändern und beginnen, besser für sich zu sorgen, wird das vom Außen nicht unbedingt unterstützt oder sogar abgelehnt. Ich habe es mitunter so erlebt. Ich denke, unbewusst drücken andere Menschen mit dieser Ablehnung eine eigene Ohnmacht aus, weil sie sich selbst nicht erlauben, gut für sich zu sorgen. Selbstfürsorge bedeutet Selbstliebe. Diese haben viele Menschen verlernt, und sie lehnen sich selbst eher ab, als sich selbst zu lieben. Doch sind Selbstliebe und Selbstakzeptanz die Schlüssel für ein gesundes Leben.
Empathen sind nicht spontan. Konfrontieren andere Menschen sie, haben sie oftmals nicht sofort die richtige Lösung und sind schon gar nicht schlagfertig. Ich kenne es von mir, in Situationen der Konfrontation nicht klar denken zu können. Hier hilft es, Abstand zu gewinnen, aus der Situation herauszugehen, um in Ruhe nachzudenken und zu

entscheiden, was das Beste für einen selbst ist oder was die klare Meinung zu einem Sachverhalt ist.
Es ist schwierig für Empathen, sich zu beschreiben und sich zu behaupten. Um Menschen im Außen eine Brücke zu bauen und sich zu erklären, könnten Empathen sich als introvertiert, sehr sensibel oder möglicherweise auch als schüchtern beschreiben und dem Gegenüber und dem Umfeld verdeutlichen, dass ihr Verhalten nicht persönlich zu nehmen ist und es nichts mit dem Außen zu tun hat.
Ich spüre die Gemütslage meines Gegenübers, wenn ich mich intensiv darauf einlasse, sehr gut. Manchmal habe ich das Gefühl, dass ich besser fühle, was Menschen im Außen von anderen Menschen brauchen, als sie selbst. Gehe ich zum Beispiel sehr vorsichtig und zurückhaltend mit Menschen um, von denen ich spüre, dass sie ihre Ruhe brauchen und wünschen, erlebe ich sie irritiert und sie bewerteten mein Verhalten in der Vergangenheit als desinteressiert. Die Menschen sind oft angepasstes und unachtsames oder oberflächliches Verhalten im Außen gewohnt und stellen sich darauf ein, wobei sie, wie ich es empfinde, auch ihre feinen Antennen einziehen oder verlieren.
Für mich als Empathen kann ich fest behaupten, dass mir oft jede Art von Oberflächlichkeit befremdlich ist. Ich beherrsche keinen Smalltalk und ich fühle mich nicht wohl, sollte ich mich nur oberflächlich unterhalten. Oberflächlicher Austausch verengt meinen Brustkorb und ich bin dann innerlich sehr angespannt, da ich in solchen Situationen eine Rolle spiele, die nicht echt vom Herzen kommt. Dass ich mir solcher oberflächlichen Situationen bewusst bin, zeigt mir aber, dass ich ein Bewusstsein für mich und meine echten Wesenszüge entwickelt habe. Das zählt für mich und damit bestreite ich oberflächliche Gespräche, die es ja nun einmal gibt, mit größerer Gelassenheit.

Im Rahmen dieses Buches beschreibe ich mich erstmals als einen Empathen. Es fällt mir noch immer nicht leicht, mich mit einem solchen Wesenszug zu behaupten. Etwas für mich selbst zu fordern und mich zu präsentieren, sind Attribute, die mir nicht liegen. Da klopfen das Schuldbewusstsein und die Scham wieder an die Türe. Trotzdem finde ich es unsagbar wichtig, alles in diesem Buch aufzuschreiben. Ich möchte andere Menschen erreichen, die sich ähnlich fühlen, die ihren großen Wert ebenfalls nicht spüren und nichts für sich einfordern mögen. Ich möchte die „feinen" Menschen erreichen, die nicht um ihre große Gabe der Empathie wissen und sich selbst als zu sensibel abstempeln oder abstempeln lassen. Ich möchte die Menschen erreichen, die nicht „laut" sind, jedenfalls nicht in der direkten Konfrontation. Die Menschen, die im Innen traurig sind, weil sie sich irgendwie nicht richtig fühlen. Ich möchte diese Menschen umarmen, ihnen meine Liebe geben und ihnen sagen, wie wertvoll und wundervoll sie sind. Ich möchte ihnen sagen, dass das Leben schön ist und dass sie auf die Erde gekommen sind, um sich selbst auszudrücken in ihrer Einzigartigkeit. Ein großes Einfühlungsvermögen ist eine Gabe. Gerade die Menschen, die diese besitzen, verstehen sie nicht zu deuten und zu leben. Hingegen habe ich Menschen erlebt, die sich als sehr sensibel und empathisch einschätzen und beschreiben, die aber nicht spüren, wie es dem Menschen gegenüber und seinem Herzen wirklich geht.
Jeder Mensch gibt das, wozu er in der Lage ist. Jeder Mensch hat seine eigenen Begabungen und jeder Mensch ist auf seiner ganz eigenen Entwicklungsstufe.

Ein lebenslanger Entwicklungsprozess – Was Beziehungen uns spiegeln

Die Erklärung der Zusammenhänge von geprägter Kindheit und Krisen bzw. Beziehungskrisen im Erwachsenenalter durch Eva Maria Zurhorst* ** hat mir sehr dabei geholfen, meine eigene Entwicklungsgeschichte besser zu verstehen.

Von frühester Kindheit an haben die meisten Menschen alle möglichen Gefühle unterdrückt. In den ersten prägenden Jahren seines Lebens wurde kaum jemand ermutigt, den wahren Gefühlen authentisch Ausdruck zu verleihen und zu seiner inneren Wirklichkeit zu stehen. Stattdessen lernten viele Menschen – und dazu zähle ich mich –, sich „richtig" zu verhalten, sich anzupassen und alles recht zu machen. Man lernte, zu funktionieren. Für die lebenswichtige Liebe der Eltern sind Kinder bereit, alles zu tun.

Unerlaubte Gefühle wurden im Kindesalter ins Reich des Unbewussten verbannt und die Fähigkeit verloren, sich selbst zu spüren und auszudrücken. Die Kinder verlieren ihr Urvertrauen. Kinder versuchen oft, den Schmerz ihrer Eltern zu tragen. Sie übernehmen unbewusst den Druck, die Erwartungen, die Ängste und Frustrationen, die in der Familie herrschen. Das Heranreifen wird oft aufgrund von familiären Rollen geschwächt, die Kindern unbewusst übergestülpt wurden. Das ist beispielsweise der Fall, wenn ein Kind zum emotionalen Unterstützer vom Vater oder der Mutter werden musste. Sobald der

* Zurhorst, Eva-Maria (2009): Liebe dich selbst und es ist egal, wen du heiratest, Goldmann.

** Zurhorst, Eva-Maria (2011): Liebe dich selbst und freu dich auf die nächste Krise, Goldmann.

Mensch eine Rolle spielt, die nicht seiner Natur entspricht, verliert er seine Verbindung zu den eigenen natürlichen Wurzeln. Schuldgefühle, Scham, das Gefühl des Orientierungsverlustes und schließlich der Glaube, falsch zu sein, sind die daraus entstehenden Gefühle. Es herrschen unausgesprochene Anforderungen an das Kind, die aber energetisch vorhanden sind. Wut wird von den Eltern nicht gutgeheißen, Schuld und Scham sind unerlaubte Gefühle, die schließlich ins Unterbewusstsein abgespalten werden. Ein großer Teil der ausgedrückten Lebenskraft setzt sich dann mit der Zeit im Körper fest, schließt sich innerhalb des Systems auf zellulärer Ebene ein und verhärtet sich zu einer Energieblockade im Körper. Daraus resultieren dann mögliche Spannungen, Hyperaktivität und Krankheiten.

Auf der psychischen Ebene wächst ein dumpfes Grundgefühl von seelischer und körperlicher Verlassenheit. Wenn Druck, Angst, Schuld, Einsamkeit oder Zorn in einem Kind zu groß werden, kommt es zu einem Schock, einem Ausblenden aus dem Bewusstsein, möglicherweise zu einer Ohnmacht.

Als Erwachsener können wir später vieles nur noch dumpf, wie durch einen Nebel erleben. Wir erleben möglicherweise Angst und Panik. Wir können uns nicht mehr fühlen.

Auch im Heranwachsen verdrängen wir Menschen unsere Gefühle hinter unzähligen Kontrollmechanismen und lassen nur heraus, was unserer Meinung nach gerade erlaubt, angemessen oder zielführend ist.

Doch Ängste und Erstarrung, weggesperrte Gefühle des Kindes benötigen später die Aufmerksamkeit des großgewordenen Kindes, des Erwachsenen. In meinem Fall habe ich es als „Schubladenöffnen“ beschrieben. Wir sollten diesen Gefühlen mit Geduld und Einfühlungsvermögen annehmend begegnen. Die meisten Menschen brauchen den extremen Druck einer Krise, um sich dem Schmerz des einstigen Kindes zu stellen. Es benötigt viel Mut, Hingabe und geduldige, liebevolle Präsenz für eine Öffnung des vergangenen und über viele Jahre oder Jahrzehnte verbannten kindlichen Erlebens. Wenn ein Mensch wirklich lebendig sein will, so braucht er seine weggesperrten Gefühle zurück.

Insbesondere für Frauen ist die Rückkehr in die Präsenz des Augenblicks geradezu überlebenswichtig, betont Eva Maria Zurhorst. Es ist oftmals bezeichnend für Frauen, dass sie sich, statt ihrer inneren Führung zu folgen, für falsch halten, wenn ihr Wesen nicht dem entspricht, was den Menschen von der nach außen gerichteten Welt suggeriert wird. Frauen fühlen sich irgendwann leer und taub in ihrem Körper und agieren mechanisch. Der Körper ruft mit Symptomen auf seine Weise um Hilfe. Das „Sich-falsch-Fühlen" kann ein Zeichen dafür sein. Jeder Mensch sollte in sich hineinspüren, den Antworten vertrauen und für sie einstehen. Wenn ein Mensch anfängt, auf seine innere Stimme, auf seine feinen Bedürfnisse zu hören, dann gerät das gewohnte Leben in der Konsequenz möglicherweise aus den Bahnen. Dan Millmann beschreibt es so, dass gerade dann, wenn unser Leben beginnt, sich zum Besseren zu wenden, das Gefühl aufkommt, dass alles nur schlimmer wird. Wir sehen klarer, was alles getan werden muss. Menschen scheuen sich vor diesem großen Kraftakt, sich sich selbst zuzuwenden und ihrer inneren Stimme und ihrem Herzen zu folgen. Ich erlebe es selbst, wie schwierig dieser Kraftakt ist, und ich kenne Frauen, die für sich die körperlichen Schmerzen eher in Kauf nehmen, als sich zu befreien. Jeder Mensch hat einen freien Willen.

Das Gesetz der Resonanz, auch als das Gesetz der Anziehung beschrieben, beinhaltet die Annahme, dass Gleiches Gleiches anzieht. Diese

Vorstellung bezieht sich speziell auf das Verhältnis zwischen der Gedanken- und Gefühlswelt einer Person und ihren äußeren Lebensbedingungen. Es gibt eine Analogie zwischen der Innen- und Außenwelt. Das lateinische Wort „resonare" bedeutet „zurückklingen, widerhallen". Jeder Mensch hat auf energetischer Ebene ein eigenes Energiefeld und eine Schwingung mit einer eigenen Frequenz, ähnlich wie ein Radiosender. Nicola Tesla, Physiker, Visionär und Erfinder, drückte es so aus: „Wenn du die Geheimnisse des Universums finden möchtest, dann denke in den Begriffen Energie, Frequenz und Schwingung." Körper und Seele des Menschen werden ständig von anderen Klängen in Schwingung gesetzt, die auf seiner eigenen Schwingungsfrequenz liegen. So können empathische Menschen die Schwingungen eines anderen Menschen oftmals bewusst spüren, andere Menschen nehmen Schwingungen unbewusst auf. Generell nehmen wir Energien, Schwingungen und Stimmungen auf, für die wir im Einzelnen empfänglich sind. Es sind gleichermaßen positive wie auch negative Beeinflussungen möglich.

Eine negative Schwingung kann eine Aufforderung bedeuten, etwas in einem selbst aufzulösen, was einem nicht guttut. Alles, was einen ärgern kann, ist die verschlüsselte Botschaft, dass man dafür resonanzfähig ist.

Es zeigt, dass es im Innern des Menschen genau solche Vorstellungen und Erfahrungen gibt wie die, die im Außen das Leben widerspiegeln, zurückklingen lassen. Das, was im Außen durch das Verhalten anderer Personen getriggert und gespiegelt wird, so bedrohlich, so beängstigend, so ablehnenswert und verurteilenswert es erscheint, fehlt uns oft selbst in unserem Inneren, damit wir uns „ganz" fühlen. Es ist ein Teil unseres Selbst, den wir irgendwann in unserer Kindheit abgespalten haben, den wir nicht leben durften. Dieser Teil fehlt uns zum „Ganzsein". Indem wir uns bewusst über diesen Zusammenhang werden, indem wir erkennen, dass das Gesetz der Resonanz uns etwas spiegelt, das mit uns selbst zu tun hat, haben wir die großartige Möglichkeit, verborgenen Schmerz aufzulösen. Dazu ist es wichtig, die eigenen Gedanken wahrzunehmen und achtsam zu sein, um die Zusammenhänge erkennen zu können. Indem wir uns dieses abgespaltenen Schmerzes bewusstwerden, holen wir ihn ins Bewusstsein und eine Heilung kann einsetzen.

Beispiel
Ich lehne eine Person ab, die sehr gut für sich sorgt und wenig Rücksicht darauf nimmt, wie es anderen dabei geht.
Meine ablehnende Haltung zeigt mir im Hinblick auf das Gesetz der Resonanz, dass dieses Thema etwas mit mir selbst zu tun hat. Mit meiner Ablehnung der anderen Person gegenüber verbinde ich die eigene Ablehnung, die ich einst erfahren habe.
Ich spüre, welche Gedanken und Empfindungen sich im Hinblick auf dieses Verhalten bei mir zeigen. Der Zusammenhang wird mir nicht sofort klar. Ich bleibe achtsam. Es braucht Zeit. Alle Gedanken sollte man aufmerksam und liebevoll annehmen. Gedanken sind wie Navigatoren in einem Labyrinth, in dem man sich vor langer Zeit verirrt hat.
Ich erkenne, dass ich einstmals als Kind genau diese Ablehnung für mein Verhalten erfahren habe, wie das, das ich jetzt gegen diese andere Person hervorbringe. Ich habe einst gelernt, ein solches Verhalten ist nicht okay. Ich legte dieses Verhalten in einer untersten Schublade ab. Viele Szenen meines Heranwachsens kommen in mein Bewusstsein. Eine große Traurigkeit ging damit einher. Aber ebenso ein Aha-Erleb-

nis, ein Verstehen. Heute kann ich diese Traurigkeit annehmen und transformieren.
Indem ich dieses abgespaltene Verhalten ins Licht, ins Bewusstsein hole, beginnt es, zu heilen.

Das Gesetz der Resonanz wirkt immer. Wir treffen in unserem Leben unentwegt Menschen, die uns unbewusst dabei helfen, unsere eigenen Kräfte wiederzuentdecken, so wir denn bereit dazu sind, hinzuschauen. Durch unsere Hinwendung verwandeln sich Schmerzen in Lebensfreude, verwandelt sich Angst in Liebe und unsere Schwäche wandelt sich in Stärke.

Eine Partnerschaft ist immer eine besondere Möglichkeit für die eigene Entwicklung und das eigene Wachstum. Man spricht davon, dass sich „zwei Rucksäcke" anziehen, die Resonanz spielt eine große Rolle. Wir ziehen genau das an, was wir brauchen, um zu wachsen. Unser Partner spiegelt uns permanent unsere Eigenheiten, unsere verdrängten Schmerzen, von denen es sich lohnt, sie näher zu betrachten.
Erwachsene sind im Inneren oft noch die Kinder, die sie einst waren, die immer noch in all ihrem Tun nach Liebe, Aufmerksamkeit und Zuwendung rufen und die nie gelernt haben, ihren Schmerz zu beschreiben und ihn anzunehmen. Vielmehr laufen sie davor davon und verdrängen ihn.
Wenn man sich auf die feinere Ebene einlässt, dann erzählt uns die eigene Beziehung mit ihren Problemen oder sogar die Krise einer Beziehung oft genau die Geschichte unserer inneren Welt als Kind in unserer Familie. Die Krise erzählt uns alles über die Schmerzen, die wir seit damals in uns verborgen tragen. Sie erzählt über unsere Sehn-

süchte, über die Wege unserer Befreiung und Heilung und über die vergessenen Begabungen, die wir dabei wiederentdecken können.
Uns allen ist das Zusammentreffen der „Rucksäcke“ nicht bewusst, wir haben nicht gelernt, mit den daraus entstehenden Krisen und dem Schmerz umzugehen. Wir sollten eine Beziehung nicht gleich beenden, wenn Probleme auftauchen. Beziehungen brauchen Lebendigkeit, Veränderung und Bewegung. Eine gelebte Partnerschaft kann ein Wachstumsprozess sein und birgt die große Möglichkeit einer gemeinsamen spannenden Entwicklungsreise. Die Reise zu sich selbst mal zwei.
Unsere Kinder fordern uns zudem dazu heraus, uns mit unserem Inneren näher auseinanderzusetzen. Wir Erwachsenen können, wenn wir offen dafür und achtsam sind, viel von unseren Kindern über uns erfahren und von ihnen lernen.
Wenn ich merke, dass mich Menschen emotional herausfordern, sei es dadurch, dass sie in mir Ärger, Ablehnung oder auch Traurigkeit auslösen, versuche ich, zu reflektieren, was sie da in mir gerade spiegeln, welchen wunden Punkt sie berühren. Sie drücken sozusagen meine Knöpfe und ich springe darauf an. Ich versuche, zu reflektieren, was in mir nach Heilung ruft.
Triggern uns Menschen, könnten wir also auch schauen, wobei sie uns helfen und inspirieren können und was wir eventuell sogar von ihnen lernen könnten.

Ich habe mich auf den Weg gemacht, mich zu befreien und meine Herzensmauern zu durchbrechen. Ich habe gelernt, achtsame Zeit in meinen Alltag einzubauen, und begann immer mehr, meine innere Stimme bewusst wahrzunehmen.
Eine sehr wichtige Aufgabe als Mensch ist es, gut für sich selbst zu sorgen, für sich einzustehen, um einen inneren Frieden zu fühlen. Von Menschen, die das nicht respektieren, halte ich mich, aus purer Liebe zu mir selber und allem, was ist, fern. Es gibt Menschen, die die Stimme ihres Herzens nicht hören, die für die Gefühle anderer Menschen verschlossen sind, die für die Liebe nicht offen sind. Ihre Schwingung passt nicht mehr zu meiner Schwingung, und am Ende werde ich im Zusammensein mit diesen Menschen in meinem Frieden gestört und ich verliere meine Energie. Andere Menschen kann ich nicht verändern, aber ich kann JA zu mir sagen und meinen Weg gehen.
Indem ich mich nicht mehr darauf ausrichte, es dem Außen recht zu machen, sondern übe, mehr der inneren Stimme zu folgen, erlebe ich größere innere Zufriedenheit und ich ziehe mehr Menschen in mein Leben, die gut für mich sind. Konnte ich früher weder Lob noch andere Anerkennung oder Aufmerksamkeiten ohne Schuld oder ohne ein gutes Gewissen annehmen, übe ich mich heute darin, selbst zu empfangen und annehmen zu können. Ich höre auf meine inneren Bedürfnisse und lade meine eigenen Batterien auf. Es ist für mich wichtig, wachsam zu sein und ein Bewusstsein darüber zu entwickeln, was mir hilft und meine eigene Energie aufbaut, und dafür, was mir nicht guttut und mich selbst schwächt, wodurch die eigene Energie auf ein niederes Energielevel gebracht wird. Ich fühle immer mehr, ob und wann die Außenwelt Macht über mich hat und ich fremdbestimmt bin.

Fremdbestimmung, Angst, Ärger, mangelnder Selbstwert und Schuld, aber auch Selbstverurteilung und Vergleichen schwächen mich stark. Ein Bewusstsein dafür zu entwickeln, um dann konstruktiv mit diesen Aspekten umzugehen, war eine erste wichtige Maßnahme, mich auf den Weg zu mir selbst zu begeben. Jeder Mensch hat alles in sich, die negativen Verbindungen zu kappen und das Leben zu verändern. Ich ging und nutze also den Weg der Krankheit, um zu lernen, mich um mich selbst zu kümmern. Für mich war es unsagbar wertvoll, mit Therapeuten zu arbeiten und vielzählige Gespräche mit verschiedensten Menschen zu führen und Bücher von inspirierenden Menschen zu lesen. Ich und meine Seele suchten und suchen sich die Nahrung, die wir brauchen. Das alles ging oftmals kleinschrittig, aber nachhaltig voran. Ich habe ein Gefühl dafür entwickelt, zu spüren, ob und wann ich etwas benötige und wann ich einfach Zeit für die Verarbeitung brauche. Im Leben verkörpern wir alle verschiedene Rollenbilder. Zu leben bedeutet Veränderung, und die Rollen verändern sich entsprechend. Eine große Rolle, die alle anderen Rollen beeinflusste und die mich ins Kranksein geführt hatte, war die Rolle des am Außen orientierten angepassten ängstlichen Menschen, der seinen eigenen Selbstwert nicht kannte. Ich hatte früh gelernt, dass ich meinem inneren Navigationssystem nicht trauen konnte. Meine Gefühle, die mir eigentlich eine Richtung dafür gaben, was ich ablehnte oder mochte, lernte ich, zu unterdrücken oder gar zu verleumden, und schließlich fühlte ich sie nicht mehr verlässlich. Ich sagte oft „Ja" und fühlte innerlich ein „Nein". Mein Verstand vermittelte mir immer, dass doch alles weiterginge und okay wäre und ich mich nicht anzustellen bräuchte. Das innere Verlangen nach etwas anderem oder schlechte Gefühle waren jedoch immer Hinweise, dass etwas nicht in Ordnung war.
Ich übe mich nun immer mehr darin, zu spüren, welche Gefühle und

Sehnsüchte da tief in mir sind. In therapeutischen Sitzungen, aber auch in Zeiten mit mir allein reflektierte ich mich und alles, was in mir auftauchte, was nach „oben“ drängte und was gesehen werden wollte. Auch heute nehme ich mir regelmäßig Zeit dafür.

Jeder Tag, jede Konfrontation mit unterschiedlichsten Menschen, jedes noch so kleine Gefühl bietet uns Anhaltspunkte für das, was in uns ist. Dazu passt wunderbar eine Metapher von Wayne Dyer, einem verstorbenen amerikanischen Psychologen und Autoren. Er beschreibt, das beim Pressen einer Orange Orangensaft herauskommt. Es kommt unter Druck das heraus, was innen ist. Ähnlich verhält es sich auch bei uns Menschen. Wenn wir unter Druck geraten, beispielsweise in einer Situation mit einem anderen Menschen, kommt das heraus, was in uns ist. Das können Ärger oder Wut und viele andere Emotionen sein. Es kann nur etwas herauskommen, was wirklich in uns ist. So kann wiederum auch nur Liebe aus uns herauskommen, wenn Liebe auch in uns ist. Wenn wir das Gefühl, das sich uns in einer Drucksituation zeigt, achtsam wahr- und annehmen, haben wir die Möglichkeit, etwas in uns in die Heilung zu bringen.

Ich entwickle ein immer größer werdendes Bewusstsein für mich selbst und mein Inneres und übe, achtsam mit mir umzugehen. Ich verstand, wie wichtig es ist, eine Selbstliebe zu entwickeln. Wenn wir uns nicht selbst lieben, sind wir abhängig davon, dass andere uns lieben, und entsprechend passen wir uns dem Außen an, um zu gefallen und geliebt zu werden. Diesen Teufelskreis durchbrechen wir nur, wenn wir uns selbst lieben. Zudem können wir nur wahrhaftig andere Menschen lieben, wenn wir uns selbst lieben. Lieben wir uns selbst und gehen wir entsprechend mit uns um, so behandeln uns auch andere Menschen eher respektvoll. Andere Menschen können uns zudem nur schlecht behandeln, wenn wir es selbst zulassen. Wir können selbst entscheiden, mit welcher Haltung wir dem, was uns im Außen widerfährt, begegnen und wie wir reagieren.

Weiterhin erkannte ich, dass es das Gefühl der Schuld war, das mir permanent nicht guttat. Schuld erlaubte mir nicht, zu sein, wer ich eigentlich war, sie schwächte mich. Wenn jemand in früheren Zeiten etwas von mir erwartete und ich es ablehnte, hatte ich ein schlechtes Gewissen. Ich lernte, zu spüren, ob ich etwas wirklich machen möchte, und übe mich bis heute im Nein-Sagen. Zudem nutze ich das Gefühl der aufkommenden Schuld bewusst für mich, um herauszufinden, welche Muster sich zeigen, die erzählen, was ich nicht möchte und wer ich bin.

Ich lerne, Schuld durch Selbstliebe zu ersetzen, und weiß, dass ich mich beim Nein-Sagen im Gegenzug damit für mich selbst starkmache. Indem ich zu mir stehe, sage ich JA zu mir, und andere Menschen haben so auch eher die Möglichkeit, mich wirklich kennenzulernen und, wenn sie möchten, ein Teil meines Weges zu sein. Ich weiß heute, dass es in Ordnung ist, wenn mich andere in meinem Sein und Handeln nicht verstehen, und dass sie für ihr Empfinden eigene Gründe haben. Ablehnendes Verhalten und Unverständnis im Außen hängen oft mit eigenen Themen der Unsicherheit der anderen Individuen zusammen.

Zunehmend spüre ich, was mich erfreut und erfüllt.

Um herauszufinden, was die eigene Bestimmung und die eigene Gabe sind, die ich in Zukunft leben möchte, ist es für mich wichtig, mich nach innen zu öffnen und mich immer wieder in Ruhe zu beobachten und meiner inneren Stimme zu lauschen.

Ich überlege:

- Wer wäre ich ohne meine Ängste?
- Was würde ich mit meinem Leben anfangen, wenn ich 100 % gesund wäre?
- Was würde ich verwirklichen, wenn Geld ausreichend vorhanden wäre?
- Wer wäre ich, wenn ich frei wäre und tun könnte, was ich wollte?
- In welchen Momenten fühle ich mich leicht und im Flow? Was bereitet mir Freude und Erfüllung? Wann tue ich etwas mit Leidenschaft und ohne Bedingung?
- Was ist meine Mission hier auf der Erde?
- Wer und wie ist meine schönste Version von mir? Wie verhält sie sich? Was tut sie?

Es ist wichtig, einen Lebenssinn zu haben, ein Ziel im Leben zu haben, seine Bestimmung zu leben. Alles, was wir dazu brauchen, ist bereits in uns. Wir sind nicht hier auf der Welt, um etwas zu erhalten, sondern um etwas zu entfalten.

Wir sollten uns ein Ziel setzen, aber wir müssen nicht sofort wissen, wie wir es erreichen. Wenn wir uns innerlich dafür öffnen, wenn wir unserem Herzen und der inneren Stimme folgen und uns treu sind, gehen wir Schritt für Schritt in die richtige Richtung. Davon bin ich überzeugt. Fühlen wir Impulse, sollten wir handeln, die Komfortzone ist auf Dauer nicht immer der richtige Weg, wollen wir über uns hinauswachsen.

Es gibt eine schöne Übung, die uns zeigt, wie wir mit uns selbst umgehen sollten.

♡

Stell dir vor, du lernst eine neue gute Freundin kennen. Diese Freundin magst du sehr und sie liegt dir sehr am Herzen. Wie behandelst du diese Freundin? Was rätst du dieser Freundin? Was wünschst du dieser Freundin?
Wie behandelt diese Freundin dich, wenn sie eine wirklich gute Freundin ist? Wie unterstützt sie dich, wenn es dir nicht gut geht? Was rät sie dir?
Jetzt ist es an dir, dich selbst so zu behandeln, wie es diese gute Freundin tun würde. Vermeide das, was diese gute Freundin nicht mit dir machen würde.

Ich übte mich darin, Schritt für Schritt, mir jeden Tag etwas Zeit zu nehmen, um freundlich zu mir selbst zu sein, um mir selbst zu vergeben, um immer mehr über mein inneres Ich zu erfahren, um mich kennenzulernen.
Was wir wirklich für uns tun können, ist es, uns selbst zu ehren und zu lieben, authentisch und integer zu sein. Zu sein, wer wir wirklich sind, Mitgefühl für uns selbst zu entwickeln, uns in der eigenen Weiterentwicklung zu fördern und das alles ohne jede Form der Bewertung und Verurteilung zu leben.
Auf unterschiedlichste Arten befreie ich mich immer mehr von allen vergangenen Schmerzen und Leiden. Dabei merke ich, dass der Weg lang und nicht leicht ist, sich aber von der ersten Minute an lohnt.
Ich habe verstanden, dass ich nicht die äußere Welt und die Menschen

verändern kann. Aber ich kann selbst entscheiden, wie ich die Welt, mich selbst und andere wahrnehme. Ich kann selbst entscheiden, ob ich Frieden oder Konflikt erleben will. Ich kann mich für die Angst oder die Liebe entscheiden. Ich kann mich für den Zweifel oder für das Vertrauen entscheiden. Ich entscheide mich für die Liebe und das Vertrauen und für den Frieden. Konflikte, meine Angst und den Zweifel nehme ich an, um sie dann zu wandeln.

Ich bin heute auf meinem Herzensweg unterwegs. Schritt für Schritt. Ich gehe achtsamer und bewusster durch das Leben. Ich lebe mehr im Hier und Jetzt. Ich genieße das Leben im Moment. Ich bin ein Mensch mit vielen Facetten. Ich akzeptiere meine Stärken und übe es, auch meine Schwächen anzunehmen. Das Leben ist kein „Entweder-so-oder-so-Leben", sondern vielmehr die Integration scheinbarer Gegensätze. Ich habe mein Ziel vor Augen. Ich weiß, dass der Wegesrand gesäumt ist von vielen kleinen Zielen. Dazu gehört, dass ich dieses Buch schreibe. Dazu gehört es, dass ich für andere Menschen mit vollstem Herzen und mit meiner Botschaft da bin. Dazu gehört es, dass ich mein Strahlen in die Welt bringe und andere Frauen inspiriere und motiviere. Dazu gehört es, dass ich Kindern, Frauen und allen Menschen, die es möchten, zeige, wie richtig, wichtig und wertvoll sie sind. Dazu gehört es, dass ich einen Weg gehe, losgelöst von der Meinung anderer darüber, was man oder ich tun sollte, was andere für richtig halten. Dazu gehört es, dass ich strauchele und mich Zweifel heimsuchen. Dazu gehört es, dass ich immer wieder aufstehe und mich motiviere, wenn ich falle. Dazu gehört es, dass ich mir viel Ruhe für mich selbst nehme und mit mir bin. Dazu gehört es, dass ich Gutes für mich tue. Dazu gehört es, dass ich lerne, zu akzeptieren, dass andere Menschen über mich urteilen. Dazu gehört es, zu wissen, dass ich es nicht jedem recht machen kann und es auch nicht möchte, weil es nicht geht. Dazu gehört es, mein Herz und meine innere Stimme zu spüren und mich mit ihnen zu verbinden. Dazu gehört es, jeden Tag unendlich dankbar zu sein. Dankbar für mein Leben und meinen Weg. Dazu gehört es, dankbar für die wundervolle Natur und dankbar für die Menschen zu sein. Ich liebe die Menschen und beobachte gerne, wie jeder auf seine Weise lebt und sein Bestes gibt auf dem Weg zu sich selbst. Ich bin dankbar für die Liebe, die ich fühle. Ich bin dankbar für eine Verbundenheit, die ich immer wieder spüre. Ich bin dankbar für das Licht, und ich weiß, dass zum Licht der Schatten gehört. Das Leben bedeutet täglich eine große Herausforderung und gleichzeitig das größte Geschenk für mich. Danke. Von Herzen.

Universelle Gesetze, die mein Leben positiv beeinflussen

Wir sind Naturwesen und als solche übergeordneten Naturrhythmen untergeordnet. Die Natur folgt ihren eigenen Zyklen und erhabenen Gesetzen. Die Gesetze regeln die Bewegung der Erde, den Kreislauf der Jahreszeiten, die Kräfte der Natur. Diese großen Gesetze sind älter als die Menschheit und die Natur selbst. Der Kreislauf der Jahreszeiten, die mit dem Wind ziehenden Wolken, die Strömungen der Flüsse und die Kraft der Stürme zeigen eine Unterordnung an eine höhere Gesetzesordnung auf. Die Natur lehrt uns mit vielen Beispielen exemplarisch, wie wir Menschen leben können. Es sind universelle Lebensgesetze und -regeln, die unser aller Eigentum sind. Wir tragen sie unbewusst in unserem Herzen und sie liegen allen Religionen, Kulturen und Moralvorstellungen zugrunde. Wenn wir achtsam die Natur beobachten, im Großen wie im Kleinen, können wir viele Zyklen und Gesetze erkennen.

Ich habe für mich wertvolle Leitlinien für mein Leben in einigen dieser Gesetze gefunden, die ich universelle Gesetze nennen möchte. Diese Gesetze haben mich zu größerem Verständnis des Zusammenhangs von Universum, Natur, Mensch, Leben und eigenen Problemen geführt und sie bedeuten für mich eine elementare Grundlage und ein hilfreiches Wissen zum Meistern meines Lebens und dafür, mein Leben positiv zu verändern.
Dan Millman* drückt es so aus, dass mithilfe der Gesetze eine Alchemie möglich ist, die hilft, die Ängste, Verwirrungen, Sorgen und Schwierigkeiten in das Gold der Freiheit, der Klarheit, der Gelassenheit und der Freude zu verwandeln.

Das Gesetz der Zyklen

In der Natur sind zahlreiche Zyklen zu beobachten. Es gibt die immer wiederkehrenden Jahreszeiten, den abnehmenden und zunehmenden Mond, auf Ebbe folgt die Flut, der Sonnenaufgang kündigt einen neuen Tag an, Blätter verwelken und sprießen neu. Alle Dinge geschehen zu ihrer Zeit, alles hat seine Zeit mit Wachstum und Verfall, und alles, was wie der Regen versinkt, wird eines Tages wieder aufsteigen.

Das Gesetz der Zyklen erinnert uns daran, dass wir Menschen uns verändern, genau, wie eine Jahreszeit auf die andere folgt. Unser Leben

* Millman, Dan: Die universellen Lebensgesetze des friedvollen Kriegers (2005) Heyne, S. 16.

muss nicht immer in denselben Bahnen verlaufen und unsere Zukunft muss nicht aussehen wie unsere Vergangenheit. Das Leben beinhaltet Veränderung. Die treibende Kraft dieser Veränderungen führt uns zu größerer Bewusstheit, Weisheit und tieferem Frieden.

Mit dem Beginn des Winters halten Ruhe und Winterschlaf Einzug in die Natur, der Frühling erweckt mit seiner Wärme die Natur wieder zum Leben, der Sommer bringt alles zur Reife und der Herbst läutet die Erntezeit ein. Der große Kreislauf unseres Lebens umfasst den Frühling unserer Jugend, den Sommer und Herbst unserer reifenden und reifen Jahre und den Winter unseres Alters. Es finden sich viele weitere Zyklen in unserem Leben. Es gibt z. B. den monatlichen Zyklus der Frau. Oft habe ich von dem Sieben-Jahres-Zyklus gehört, der besagt, dass sich etwa alle sieben Jahre in einem Menschenleben etwas ändert und eine neue Lebensphase beginnt.

Da wir die Zyklen der Veränderung nicht verhindern können, ist es ratsam, diese anzunehmen. Annehmen, was ist, bedeutet auch immer, mit der eigenen Lebensenergie sorgsam umzugehen. Es ist wichtig, für alles den richtigen Zeitpunkt zu wählen, um zu säen und später ernten zu können.

Mit dem Phänomen des Zyklus verbinde ich auch eng das Phänomen des Rhythmus. Wir haben den Atemrhythmus, den Herzschlagrhythmus, den Rhythmus von Tag und Nacht. Es gibt den Schlaf- und den Verdauungsrhythmus. Jeder Mensch braucht seinen eigenen Rhythmus und Takt. In einen Tagesrhythmus des Tuns gehören auch Pausen, die oftmals von uns Menschen als nicht wichtig erachtet werden, um Zeit zu sparen. Wir verlieren einen gesunden Biorhythmus und den Takt und erfahren es in Form von körperlichen Symptomen wie Müdigkeit und Erschöpfung. Schlaf ist wichtig, um wieder in einen natürlichen Biorhythmus zu finden. Schlaf ist heilsam.

Das Gesetz des Gleichgewichts

Beobachten wir einen Flamingo, sehen wir, dass er im Gleichgewicht auf einem Bein balanciert.
Innere Ruhe und Gelassenheit sind Ausgangspunkt für Gleichgewicht. Jeder menschliche Körper verlangt nach einem Zustand des inneren Gleichgewichts, des inneren Friedens, und fühlt sich nur in diesem Zustand wohl. Menschen sind Geschöpfe des Mittelmaßes. Wir Menschen können nicht so gut schwimmen wie ein Fisch, nicht so schnell rennen wie ein Gepard und wir sind nicht so stark wie ein Gorilla. Jedoch besitzen wir alle diese Fähigkeiten in gemäßigter, ausgewogener Form.
Gleichgewicht beginnt mit der Atmung. Luft aufnehmen und loslassen. Aufnehmen und Loslassen sind die Urrhythmen des Lebens. Das Einatmen schenkt uns Inspiration, das Ausatmen erlöst und befreit uns. Unregelmäßiges Atmen führt zu Ungleichgewicht der Gefühle. Ausatmen ist Geben, Einatmen ist Empfangen. Es zeigt sich ein Ungleichgewicht, wenn Geben und Empfangen nicht im Gleichgewicht sind. Bei einem Zu-viel-Geben fühlen wir uns erschöpft und ausgelaugt und haben irgendwann nichts mehr zu geben. Empfangen wir zu viel, zeigt sich dieses Ungleichgewicht in dem natürlichen Bedürfnis, sich erkenntlich zu zeigen und geben zu wollen. Dieser Ausgleich muss dann nicht in einer einzigen Beziehung stattfinden. Empfange ich an einer Stelle viel, gebe ich möglicherweise an einer ganz anderen

Stelle. Das Geben und Nehmen muss zudem nicht immer materieller Art sein, auch das Geben und Empfangen von Freude, Liebe und Dankbarkeit sind gemeint. Geben sollte immer ohne Bedingung geschehen, da sonst keine Energie fließt und keine echten, tief spürbaren Ergebnisse erzielt werden. Ich bin überzeugt, dass wir empfangen, was wir geben.

Wir Menschen sollten die ganze Bandbreite des menschlichen Erlebens erkunden, doch auch immer wieder auf den goldenen Mittelweg zurückkehren. Denn alle Extreme, die zur Gewohnheit werden, erzeugen Stress. Wir sollten in uns hineinhorchen und spüren, ob wir in bestimmten Lebensbereichen zu viel oder zu wenig machen, z. B. beim Essen und Trinken, beim Sport, bei der Arbeit und in der Kommunikation mit Menschen.

Es ist ratsam, die Fähigkeiten der Entspannung, Gelassenheit und Geduld zu entwickeln, um ein Gleichgewicht im Leben zu empfinden und zu halten.

Im Universum kann nichts dauerhaft im Ungleichgewicht bleiben. Auf lange Sicht gibt es immer Ausgleich. Es pendelt sich sozusagen alles wieder ein, es gleicht sich alles aus.

Das Gesetz der freien Entscheidung

Die meisten Geschöpfe der Erde haben nur wenig Entscheidungsfreiheit. Sie handeln nach ihrem Instinkt und folgen dem Ruf ihrer Natur. Der Mensch verfügt über einen freien Willen, die Macht der freien Entscheidung. Freier Wille bedeutet für mich als Mensch, dass ich mich entscheiden kann, meiner innersten Intuition oder aber meinen Trieben, Ängsten und Gewohnheiten zu folgen. Wir Menschen haben

die Macht und Verantwortung der Wahl, wie wir auf unsere Lebensumstände reagieren wollen.
Die meisten eigenen Entscheidungen entspringen der Weisheit unseres Unterbewusstseins. Die „innere Stimme“ besitzt viel mehr Informationen, als dem bewussten Denken zugänglich sind.
Deshalb ziehen wir manchmal Menschen und Ereignisse an, die wir uns nicht bewusst wünschen, die aber in Wirklichkeit unserem höchsten Wohl und der inneren Weiterentwicklung dienen.
Jede Entscheidung zieht immer Konsequenzen nach sich, die wir zu tragen haben.
Zu viel Verantwortung für andere Menschen zu übernehmen, beraubt diese um die Lektionen, selbst aus Entscheidungen lernen zu können.
Leidende Menschen bedürfen Mitgefühl und Unterstützung, doch wenn ihnen ihre Bürde abgenommen wird, wird ihnen auch gleichzeitig ihre Selbstverantwortung, ihre Kraft und ihre Selbstachtung genommen. Ebenso sollten Kinder die Möglichkeit haben, sich selbst zu erfahren, Selbstverantwortung zu lernen und Selbstbewusstsein zu entwickeln.
Wir Menschen haben nicht alle die gleichen Möglichkeiten, was unsere Umstände betrifft. Materiell gesehen gibt es die unterschiedlichsten Bedingungen. Körperliche Gebrechen können uns in unseren physischen Möglichkeiten einschränken. Doch was das Leben mir auch bescheren mag, ich selbst entscheide, wie ich innerlich auf äußere Umstände reagiere. Ich kann mich wehren, ich kann mich beklagen, aber ich kann mein Schicksal auch annehmen und mich dem Augenblick überlassen.
Viele Menschen empfinden sich im Leben oftmals gefangen oder verpflichtet. Wir sollten verstehen, dass wir jederzeit auch nein sagen können, um dann auch wirklich ja sagen zu können. Jedes Tun und jedes

Unterlassen hat Konsequenzen. Wenn wir bereit sind, diese Konsequenzen zu akzeptieren, beispielsweise beim Nein-Sagen, dann finden wir auch die Kraft und Freiheit für eine echte, ehrliche Entscheidung. Ein Beispiel: Wenn ich akzeptieren kann, dass ich wenig Geld zur Verfügung habe bzw. mir einen anderen Job suchen muss, wenn ich meinen bisherigen Job kündige, kann ich frei entscheiden, ob ich den bisherigen Job wirklich kündige oder nicht kündige.

Im Gesetz der freien Entscheidung geht es also um die Macht und um die Wahl, wie wir auf unsere Lebensumstände reagieren. Eine Macht, die wir nie verlieren, solange wir leben.

Das Gesetz des schrittweisen Vorgehens

In einem Wanderweg spiegelt sich unser Leben wider. Jeden Tag wandern wir weiter auf unsere Ziele zu.
Das Gesetz des schrittweisen Vorgehens ist das Versprechen der Natur, dass wir so gut wie jedes Ziel erreichen können, so hoch es auch gesteckt sein mag. Wir müssen nur den Weg dorthin in kleine Etappen aufteilen, die man jeweils mit Sicherheit erreichen kann. Wenn man eine Aufgabe in kleine, leicht zu bewältigende Schritte einteilt, braucht man nicht erst auf den Erfolg beim Erreichen des Ziels zu warten, sondern der Weg selbst ist dann von lauter kleinen Erfolgen gesäumt. Wir sollten selbst jeden Schritt, jede kleine Etappe würdigen.
Wollen wir einen Fluss überqueren, suchen wir uns einzelne Trittsteine, überspringen wir zu viele davon, werden wir ins Wasser fallen.
Wenn man sich nur auf das Ende seiner Reise konzentriert, dann scheint die Erfüllung immer in weiter Ferne zu liegen. Deshalb geben

viele Menschen auf, wenn der Weg steil wird oder Hindernisse auftauchen.
Um Ziele zu erreichen, die sich wirklich lohnen, benötigt es Bemühungen, Durchhaltevermögen, Erbringen von Opfern und eine Risikobereitschaft. Jede neue Herausforderung lässt uns wachsen. Man überwindet Unannehmlichkeiten, Langeweile und Frustrationen und findet am Ende immer mehr heraus, wer man eigentlich ist.
Sind wir unsicher, welchen Weg wir gehen sollen, sollten wir in die Richtung gehen, die uns anzieht, begeistert oder inspiriert. Wir sollten das Ziel verfolgen, das uns innerlich berührt, ohne zu zweifeln und darauf zu warten, dass andere uns sagen, was wir zu tun und zu lassen haben, und ohne zu fragen, ob es die Mühe wert ist.
Ein Vorgehen, das uns viele kleine Erfolge beschert, ist befriedigender, als in der fernen Zukunft liegende Träume sofort erreichen zu wollen. Jede Errungenschaft wie das Gehenlernen, das Sprechenlernen, das Spielen eines Musikinstruments, das Autofahren oder jedes wirklich erfolgreiche Unternehmen ist wie der Bau eines Hauses entstanden. Man beginnt mit einem festen Fundament, dann baut man geduldig weiter. Manche Häuser entstehen sehr schnell, aber ohne stabile Grundlage sehen sie hübsch aus und halten nicht lange. Langfristiger Erfolg bedarf oft jahrelanger Vorbereitung und Energie.
Geduld, Ausdauer und schrittweises Vorgehen sind die Schlüssel zum Tor des Ziels. Zudem liegt der Schatz nicht erst am Ende der Reise zum Ziel, der Weg hält viele Schätze bereit.
Sobald wir dann ein Ziel erreicht haben, schaffen wir uns ganz von selbst ein neues. Die Reise endet nie.

Das Gesetz des gegenwärtigen Augenblicks

Die Idee, dass es die Zeit gar nicht gibt, klingt abstrakt und ist schwer zu begreifen. Im praktischen Sinne existiert die Zeit in Form von Uhren und Kalendern, wir erinnern uns an Vergangenes und erwarten etwas in der Zukunft. In Wahrheit aber haben wir nur den jetzigen Augenblick, das Jetzt. Indem wir uns an den Gedanken einer ewigen Gegenwart gewöhnen und unsere Aufmerksamkeit dem Jetzt zuwenden, können wir unser Leben verändern. Die meisten Sorgen und Probleme sind im Augenblick gar nicht relevant, sie werden vielmehr durch Bilder, Empfindungen und Assoziationen lebendig gehalten, die wir in unserem Kopf als Vergangenheit und Zukunft abgespeichert haben. Das Gesetz des gegenwärtigen Augenblicks kann uns von bedrückenden Gedanken befreien und uns in den Zustand der Einfachheit und des inneren Friedens versetzen. Der gegenwärtige Augenblick hält uns die Wirklichkeit so vor, wie sie ist, und nicht, wie wir sie uns denken, sie uns wünschen, sie uns hoffnungsvoll oder angsterfüllt ausmalen. Nur dieser zeitlose Augenblick existiert. Im Augenblick selbst haben wir eigentlich fast nie Probleme. Wir müssen lediglich aus diesem Augenblick das Beste machen, indem wir ihn genießen, ganz ausfüllen, während wir das tun, was gerade anliegt. Wer gern Schritte überspringt, kann lernen, im Jetzt zu verharren. Wer ungeduldig ist und viel über Zukunftspläne nachgrübelt, kann versuchen, zu verstehen, dass Pläne Gedanken sind, die zeitabhängig sind. Zeit existiert nur im Kopf und Gedanken können sich ändern. Sorgen wir uns oder ärgern wir uns bei einem Gedanken an die Vergangenheit oder Zukunft, können wir uns erinnern, dass wir im Hier und Jetzt leben und die Gedanken in diesem gegenwärtigen Augenblick nicht relevant sind. Dem Gesetz des gegenwärtigen Augenblicks Folge zu leisten, erfordert Übung.

Je mehr man übt, desto leichter fällt es einem, die Aufmerksamkeit immer wieder auf den gegenwärtigen Moment zurückzulenken. Achtsamkeitsübungen helfen, den gegenwärtigen Moment zu finden.

Das Gesetz der Erwartungen

Erfahrungen und Erwartungen beeinflussen einander natürlich, aber während wir meistens von der logischen und psychologischen Vorstellung ausgehen, dass unsere Überzeugungen durch unsere Erfahrungen geprägt werden, besagt das Gesetz der Erwartung genau das Gegenteil. Demnach prägt das, was wir auf tiefster unbewusster Ebene glauben oder erwarten, allmählich unsere Wirklichkeit.

Der Schlüssel zur Anwendung dieses Gesetzes ist es, neue Erwartungen mit eindeutigen Absichten zu entwickeln. Wir erreichen, was wir erwarten, durch das Gesetz der Anziehung. Allerdings enthält das Unterbewusstsein den Schlüssel, der Erwartungen Wirklichkeit werden lässt. Wenn wir im Bewussten immer positive Erwartungen haben, aber im Unterbewussten gleichzeitig erwarten, nicht von der Stelle zu kommen, so bleibt alles beim Alten. Es geschieht sozusagen nach dem tiefverankerten Glauben. Es ist also wichtig, alte Annahmen und Überzeugungen genau zu untersuchen. An die Stelle selbstzerstörerischer Zweifel sollten wir leuchtende Bilder setzen und leuchtende Vorstellungen schaffen. Haben wir unsere Erwartungshaltung gegenüber uns selbst, anderen Menschen und der Welt verändert, und zwar wirklich verändert und nicht nur vorgeblich, können wir auch den Lauf unseres Lebens ändern.

Sprenge alte Überzeugungen und Erwartungen. Spiele die Rolle, die du gern in deinem Leben spielen würdest, so lange, bis es keine Rolle

mehr ist, bis du dich darin und damit wohlfühlst. So, als wärst du bereits im Besitz des Mutes, der Weisheit und anderer Merkmale.
Erwarte Großes und große Dinge entstehen.
Hier appelliere ich an die Arbeit mit Affirmationen und Afformationen sowie an Meditationen von Dr. Joe Dispenza.

Das Gesetz der Flexibilität

Stress tritt dann auf, wenn wir uns geistig dem widersetzen, was das Leben mit sich bringt. Wir sind dann am stärksten, wenn wir mit dem Leben arbeiten statt dagegen.
Das Gesetz der Flexibilität fordert uns auf, alles in unserem Leben bereitwillig zu akzeptieren, statt sich starr zu widersetzen. Keineswegs heißt es, alles passiv zu tolerieren, was wir nicht mögen, Ungerechtigkeiten zu tolerieren und sich unterdrücken zu lassen. Es beinhaltet vielmehr, unser Schicksal aktiv anzunehmen, indem wir die Dinge aus einem anderen Blickwinkel sehen. Wir nehmen unser Schicksal kreativ an, bejahend, und machen das Beste aus der Situation. Wir sollten alles annehmen, was uns begegnet, auch unsere eigenen Reaktionen darauf. Wie die Höhen und Tiefen des Lebens gehört es auch dazu, unseren Körper, unsere Gedanken und unsere Gefühle anzunehmen. Ein Annehmen ohne Verurteilung ist wichtig. Flexibilität setzt eine wachsame, weit offene Bewusstheit voraus. Es genügt nicht, einfach mit dem Strom zu schwimmen, sondern wir sollten hineintauchen und konstruktiv Gebrauch machen. „Wenn dir der Wind in das Gesicht bläst, toleriere ihn nicht nur, sondern stelle Windmühlen auf.“*

* Millman, Dan: Die Lebenszahl als Lebensweg, S. 405 (2007): Ansata.

Wenn wir uns dem Leben öffnen, wird unsere Ergebung ins Schicksal immer selbstverständlicher und leichter werden. Durch Lockersein und Entspannung bringt es unser Körper zustande, sich dem Augenblick hinzugeben und sich von allen festen Vorstellungen zu lösen. So bleiben wir flexibel und können auf jede Situation immer wieder neu und zwanglos reagieren, ohne irgendwelche Werturteile und Erwartungen. Mag das Gesetz auch idealistisch klingen – denn es bestehen neben großen Freuden auch großes Leid und Ungerechtigkeiten in dieser Welt –, so ist das Leben weniger schmerzhaft und kräftezehrend für uns, wenn wir mitgehen, statt uns dagegen zu stemmen. Die starren Äste eines Baumes brechen im Wind. Der biegsame Ast bricht nicht, sondern federt zurück. Ohne geistigen Starrsinn oder Widerstand reagieren wir schöpferisch auf die wirksamste Art.
Wasser ist ein Beispiel aus der Natur, dass das Gesetz des Nachgebens lehrt. Strömendes Wasser ist weich und zugleich mächtig. Es gibt nach, ist flexibel, doch voller Kraft. Widerstandslos folgt es der Schwerkraft und passt seine Form jedem Behälter an. Das Wasser zeigt uns die intelligenteste und wirkungsvollste Möglichkeit, unabhängig von den äußeren Umständen zu reagieren.
Katzen leben ebenfalls das Gesetz des Nachgebens vor. Sie verfolgen hartnäckig ein Ziel, stoßen sie jedoch auf ein Hindernis, so entspannen sie, nutzen die Gelegenheit, ihre Pfoten zu lecken, und warten entspannt auf eine nächste Gelegenheit, ihr Ziel zu erreichen.
Auch Kampfsportler verhalten sich flexibel. Ihre Bewegungen sind fließend und elastisch wie Wasser. Der Kampfsportler geht auf die Attacken seines Gegners ein, anstatt sich gegen sie zu wehren oder starr und unflexibel zu agieren. Diese Kunst lehrt uns, zu ziehen, wenn wir geschoben werden, und zu schieben, wenn wir gezogen werden. So

verschmelzen wir mit den Kräften des Lebens, statt unsere Energie im Widerstand zu vergeuden.

Das Gesetz erinnert uns daran, über unsere persönliche Sichtweise hinauszugehen und das größere Ganze im Auge zu behalten, damit wir einsehen können, dass jeder Umstand, ob er uns zu dem betreffenden Zeitpunkt günstig oder ungünstig erscheint, eine Gelegenheit bietet, um stärker, weiser und vollständiger zu werden.

Wir bekommen im Leben nicht immer das, was wir wollen, also sollten wir lernen, das zu wollen, was wir bekommen.

Flexibilität bedeutet, vorbehaltlos anzunehmen, wer wir sind und was ist.

Ich mag das Zitat von Reinhold Niebuhr in diesem Zusammenhang:

♡

> »*Gott, gib mir die Gelassenheit, Dinge*
> *anzunehmen, die ich nicht ändern kann,*
> *den Mut, Dinge zu ändern,*
> *die ich ändern kann,*
> *und die Weisheit,*
> *das eine vom anderen zu unterscheiden.*

Bei diesem Gesetz geht es um die eigene Ehrlichkeit sich selbst gegenüber, um die Integrität. Das Wesen der Ehrlichkeit ist es, unsere wahre innere Wirklichkeit zu erkennen, anzunehmen und zum Ausdruck zu bringen. Verhalten wir uns nicht ehrlich, nicht integer und benutzen wir Ausreden, handeln wir nicht aufrichtig, so betrügen wir in erster Linie uns selbst damit. Ist unser Verhalten durch Impulse des Neides, der Gier oder durch Manipulation bestimmt, bedeutet das Folgen für uns wie zum Beispiel ein plagendes schlechtes Gewissen, Unruhe oder fehlende Selbstachtung, denen wir nicht entkommen können. Wir müssen uns sozusagen erst selbst belügen und damit bestrafen, bevor wir andere anlügen können.

Der erste Schritt zur Ehrlichkeit ist der, die eigenen Widersprüche miteinander auszusöhnen. In Ruhe können wir spüren, welches unsere eigene Wahrheit ist. Lassen wir uns von unserer Angst abhalten, unsere wahren Gefühle und Bedürfnisse zum Ausdruck zu bringen, kommt es zu einer unwahren, irreführenden Kommunikation.

Ich übe und lerne immer mehr, meine eigene, echte Wahrheit zu sprechen, und es fühlt sich tatsächlich befreiend an. Ich spüre heute deutlich, dass mich Selbstverleumdung schwächt. Das Widersetzen gegenüber den eigenen Werten und der Integrität gleicht einer Selbstzerstörung, die negative Folgen für die Psyche hat. Indem ich es lange Zeit anderen bewusst und unbewusst recht machte, handelte ich im tieferen Verständnis gegen mich selbst. Ich mag die Aussage „Ich entscheide mich heute NICHT GEGEN DICH, sondern FÜR MICH“.

Wann war ich innerlich ganz sicher, vertrauensvoll und offen? So sicher, dass ich meine Gefühle unverstellt und ohne Angst und Scham zeigen konnte? Betrachte ich die Zeit vor der Erkrankung, kann ich solche Zeiten nicht erinnern. Ich stelle aber glücklich fest, dass ich mich immer mehr darin übe, mich vertrauensvoll zu öffnen, etwas zu riskieren, auszusprechen, was mir auf dem Herzen liegt. Ich schaffe damit immer mehr aufrichtige Vertrauensverhältnisse zu anderen Menschen, ich baue Brücken von Seele zu Seele, von Herz zu Herz. Ich lasse mich von meiner inneren Stimme, meinem Herzen und einer in mir liegenden höheren Weisheit leiten. Indem ich mich ehrlich und dabei verletzlich öffne, fühle ich eine große Herzenswärme und ebensolche Herzensresonanz von anderen Menschen. Mein Leben ist dadurch reicher und wärmer geworden.

Das Gesetz des Vertrauens beinhaltet, dass wir mehr Wissen besitzen, als wir uns durch Lesen, Zuhören und Studieren erworben haben. Wer Probleme mit seinem Selbstvertrauen hat, verlässt sich eher auf Wissenschaftler und andere „Experten". Viele Menschen versuchen überall, sich selbst zu finden und sich zu bestätigen, nur nicht im eigenen Inneren. So wie wir Menschen oft von unserer eigenen Kraft nichts wissen, nehmen wir auch die eigene innere Weisheit nicht wahr oder ernst. Eine gute Anleitung hat natürlich ihren Wert, doch sollten wir mehr Vertrauen in unsere tiefste Eingebung und Weisheit entwickeln, um unsere Entscheidungen zu treffen. Ein Lehrer, so gut er und seine Absichten auch sein mögen, kann uns nichts geben, was wir nicht schon in uns hätten. Er gibt uns lediglich den Schlüssel, mit dessen Hilfe wir uns selbst aufschließen können.

Auf die innere Weisheit oder unseren höheren Geist zu vertrauen, erfordert keinen Glauben an einen äußeren Gott, vielmehr gehört dazu, auf die dem Universum innewohnende Weisheit und Gesetzmäßigkeit und auf den Entwicklungsprozess unseres Lebens mit all seinen Höhen und Tiefen zu vertrauen. Wir können diese Verbindung und dieses Vertrauen immer in unserem Herzen spüren, wenn wir den Verstand ruhen lassen.

Selbstvertrauen entspringt unmittelbarer Erfahrung. Je mehr wir auf uns selbst vertrauen, umso stärker spüren wir eine höhere Ordnung von Weisheit und Liebe, die in jedem Aspekt unseres Lebens wirksam ist. Selbstvertrauen setzt die Bereitschaft voraus, Fehler zu machen und zu unserem eigenen Besten daraus zu lernen. Vertrauen ist eine unmittelbare Erkenntnis, die auf höherer Weisheit beruht. Dazu gehört der Mut, darauf zu vertrauen, dass alles, was auch geschehen mag, unserem höchsten Wohl in universeller Sicht dient.

Das Gesetz des Handelns

Was wir Menschen auch fühlen oder wissen mögen, welche Begabungen und Talente auch in uns schlummern mögen, nur das Handeln erweckt sie zum Leben. Nur aus dem Handeln wird das wahre Verstehen. Es „einfach zu tun", ist nicht leicht. Die Kräfte des Zweifels und der Trägheit bremsen uns. Mit Worten ist alles möglich, sie zu Taten werden zu lassen, ist oft schwer. Wir müssen, um zu handeln, unsere Unsicherheit, Selbstzweifel, Lethargie, Apathie, Ausflüchte und oft viele gute Ausreden, es nicht zu tun, überwinden. Unseren Kurs zu verändern, uns zu verändern, erfordert Kraft, Mühe und Vertrauen. Oft warten wir darauf, motiviert zu sein, bis die Angst verschwindet und die Selbstzweifel weichen, aber tun sie es überhaupt? Wenn wir schließlich bereit sind, wissen wir oft nicht, wie wir eine Veränderung angehen sollen. Das Rezept heißt: Fang einfach an! Wir sollten, um inneren Frieden zu erlangen, einfach kraftvoll und mutig handeln, ganz gleich, was wir fühlen und denken. Wir sollten, wenn unser Herz zustimmt, allen Ängsten, Unsicherheiten und Selbstzweifeln zum Trotz handeln. Wenn wir nicht handeln, leiden auf Dauer unsere Selbstachtung und unser Selbstvertrauen. Durch das Handeln haben wir die Möglichkeit, über uns selbst hinauszuwachsen. Sollte das Handeln nicht den erhofften Erfolg bringen, haben wir es wenigstens versucht, doch bin ich überzeugt, dass uns jede Erfahrung in unserer Entwicklung weiterbringt und stärker macht und einen wichtigen Sinn hat, der neues Handeln und wertvolle Erfahrungen nach sich zieht.

Das Gesetz der Disziplin

Das Erreichen von Zielen ist in der Regel mit anhaltender Disziplin verbunden. Das Geheimnis, Disziplin aufzubringen, auch wenn die Freizeit lockt, ist es, ein Ziel zu haben, das uns beflügelt, ein Ziel, auf das wir entschlossen zusteuern, ein Ziel, das unsere Augen leuchten lässt. Es reicht beispielsweise nicht nur, gesund sein zu wollen, sondern wir müssen uns vorstellen, was wir mit unserer Gesundheit anfangen oder bewirken wollen. Eine Übung ist es, bereits zu fühlen, wie sich die Zielerreichung anfühlen würde. Disziplin und Engagement sind die Brücke zu unseren Zielen.

Natürlich genießen wir Menschen Freiheit, Selbstständigkeit und Unabhängigkeit. Disziplin und Freiheit erscheinen uns als Gegensätze, wenn wir Disziplin als etwas ansehen, das uns in unseren Möglichkeiten einschränkt. Unter Freiheit verstehen wir Grenzenlosigkeit und

Spontanität. Das Gesetz der Disziplin zeigt ein Paradox auf. Obwohl Freiheit ein natürliches Geburtsrecht ist, muss sie in dieser Welt erst errungen werden. Disziplin ist der Schlüssel zu Freiheit und Unabhängigkeit.

Ich habe beschrieben, wie ich meinen Gedanken ausgeliefert war, die mich mit Sorgen und negativen Vorstellungen erfüllt haben. Es bedarf Disziplin, um Übungen wie Meditation und Selbsterfahrungspraktiken im Leben zu integrieren. Diese führt letztlich dazu, ein Gefühl innerer Freiheit und inneren Friedens zu erlangen. Für mich fühlt sich diese Disziplin nicht mühevoll an, vielmehr ist es mein intrinsischer Motor, für mich zu wirken. Auch äußere Freiheit wie finanzieller Lohn oder sportliche Erfolge wachsen infolge anhaltender disziplinierter Anstrengung.

Um sein Ziel zu erreichen, ist es wichtig, Prioritäten zu setzen und sich zu fokussieren, sich auf das zu konzentrieren, was im Augenblick zu tun ist.

Das Gesetz der Urteilsfreiheit

Der Hauptgedanke der Urteilsfreiheit ist der, dass das Universum, der göttliche Geist, nicht urteilt, sondern wir vielmehr die Gelegenheit bekommen, ins Gleichgewicht zu kommen und zu lernen.

Wenn wir uns mal selbst ehrlich beobachten und reflektieren, merken wir, wie oft wir urteilen.

Wer legt eigentlich die Maßstäbe fest, nach denen wir urteilen? Wer als Mensch die höchsten Ideale und Maßstäbe hat, beurteilt sich selbst sehr streng. Wir beurteilen unsere Handlungen, aber auch unsere Gedanken und Gefühle und sogar unsere Träume. Jeder Mensch hat Kritik aus frühester Kindheit verinnerlicht. Wir wurden alle verurteilt. Über andere urteilen wir und im Anschluss verurteilen wir uns selbst dafür. Wenn wir alles an unseren Idealen messen, ist nichts richtig, denn es gibt keine ideale Welt. Es ist eine lebendige Welt mit wahren Menschen, die Fehler machen, wachsen, lernen und sich weiterentwickeln. Wir täuschen uns selbst und fühlen uns, indem wir andere verurteilen, im ersten Moment als besser als der Verurteilte. Wir urteilen über andere und meinen eigentlich uns selbst damit. In den negativen Urteilen spiegeln wir uns selbst.

Ich selbst war lange Zeit mein stärkster Kritiker und habe mich verurteilt und letztlich abgelehnt. Ich hatte immer das Bedürfnis, mich beweisen und verbessern zu müssen, um anerkannt zu werden.

Wenn wir uns in Überzeugungen und Glaubensvorstellungen einbunkern, die uns nicht entsprechen und uns nicht dienlich sind, kann uns das einsperren und in einen Zustand permanenten Urteilens versetzen. Dann nehmen unsere Überzeugungen uns in den Besitz, anstatt dass es umgekehrt ist.

Urteilen blockiert den Energiefluss und baut Widerstand und Abwehrmechanismen auf.

Nicht mehr zu urteilen, ist ein großer Lernprozess in meinem Leben. Ich empfinde es als befreiend, nicht zu urteilen, und es eröffnet den Weg zur positiven Veränderung. Ein Bewusstsein dafür zu entwickeln, wann und dass man urteilt, ist der erste wichtige Schritt dorthin.

Frage dich einmal, wie es wäre, dich selbst und dein Leben ohne Selbstkritik, Schuldgefühle und Selbstvorwürfe hinzunehmen? Wenn du aus Fehlern lerntest, um etwas das nächste Mal einfach ein wenig besser zu machen? Wie wäre es, wenn du dich und andere vollkommen akzeptieren würdest?

Früher oder später lehren uns die Herausforderungen und Konsequenzen des Alltagslebens auf die eine oder andere Weise etwas über Ursache und Wirkung, Aktion und Reaktion. Wir lernen, die Kräfte der Natur zu achten und die naturgegebene Gerechtigkeit der universellen Gesetze zu schätzen.
Es gibt viele weitere Gesetze. Gerne möchte ich eine Literaturquelle zum Nachlesen empfehlen.* Dan Millman hat die Gesetze in eine kleine eindrückliche Geschichte eingebettet.

B. Die Essenz für ein gesundes Leben

Meine Vision von Gesunderhaltung statt Vorsorge

In unserer Gesellschaft werden viel Forschung und sehr viel Geld darin investiert, Krankheiten frühzeitig zu entdecken, um sie dann bestmöglich bekämpfen zu können. Es gibt zahlreiche Vorsorgemöglichkeiten. Wenn ich das Wort „Vorsorge" betrachte, lese ich „vor der Sorge". Die Vorsorgeuntersuchungen befassen sich mit dem Stadium vor der Sorge. Selbst, wenn wir gesund sind, befassen wir uns demnach mit der Möglichkeit, krank zu werden und uns zu sorgen. Für mich fängt das Sich-Sorgen bereits mit einer Vorsorgeuntersuchung an. Die Vorstellungskraft ermöglicht es, sich auszumalen, dass es eine Krankheit in dem eigenen Körper geben könnte. Das schürt Angstgefühle. Füttern

---

* Millman, Dan: Die universellen Lebensgesetze des friedvollen Kriegers (2005).

wir unsere Vorstellungskraft mit Gefühlen wie Angst und anderen Emotionen, kann es einer eigenen Manifestation gleichen. Wir schafften so die Möglichkeit, wahrhaftig zu erkranken. Unser Gehirn kann nicht unter tatsächlich oder fiktiv erlebten Gefühlen unterscheiden, es erlebt also die Angst, als wäre sie real, und unter Berücksichtigung der Quantenphysik könnte aus einer Annahme eine Realität erwachsen.
Ich fände es elementar wichtig und sehr bedeutsam, gäbe es eine Forschung und eine entsprechende Umsetzung dazu, die das „Gesundsein und die Gesunderhaltung" des Menschen in den Vordergrund stellten. Wenn ein Mensch körperlich und psychisch stabil ist, wenn er seinen Lebensweg befreit geht, dann erkrankt er nach meiner Meinung eher weniger. Allgemeingeltende Gesunderhaltungstermine, die Menschen wahrnehmen sollten, fände ich großartig. Solche Maßnahmen wären eine Hilfe zur Selbsthilfe, die in der Gesellschaft gewünscht und anerkannt sein könnten. In der heutigen Zeit gelten psychotherapeutische Maßnahmen in vielen Köpfen der Menschen leider oftmals noch als Schwäche und sind wenig gesellschaftlich anerkannt. Aus meiner Sicht fördert eine gute Therapie auf lange Sicht immer das Wohlbefinden und die Lebensqualität eines Menschen, der unter geprägten Mustern leidet.
Im weiteren Schritt könnte es eine allgemeingültige Maßnahme sein, zu ergründen, warum ein Mensch im Falle einer Erkrankung überhaupt erkrankt ist, um ihm auf dieser Ebene zu helfen. Der Mensch könnte verstehen, dass er eigene Möglichkeiten hat, sich zu helfen, unabhängig davon, welche medizinischen Maßnahmen er ergreift.

In meiner Vision gibt es eine Einrichtung, die erkrankte Menschen und solche, die ein Ungleichgewicht fühlen, zu einem persönlichen Gespräch in vertrauensvollem Rahmen, in freundlicher und herzlicher

Atmosphäre einlädt. Das Gespräch beinhaltet eine vertrauliche Bestandsaufnahme und eine Klärung der individuellen Lebensumstände des betroffenen Menschen. Eine Erörterung der Lebensumstände und der Gewohnheiten schafft damit eine Ausgangsbasis zum Handeln für eine Gesundung. Erkrankte Menschen könnten sich durch vielzählige Fragen und Impulse mit sich und ihrem Leben auseinandersetzen, so sie es möchten. Die z. B. an Krebs erkrankten Frauen bekämen herzliche und wärmende Gespräche und Anwendungen, die sie sich als Mensch, als Frau fühlen lassen, die sie stärkten, die sie beruhigten und ihnen im Sinne von Körper, Geist und Seele guttäten, die ein Balsam wären. Der freie Wille würde natürlich vorausgesetzt. Diese Impulsgebung fände ich wirklich sehr hilfreich in der Zeit, in der sich ein kranker Mensch im freien Fall befindet, in der sich der Mensch als hilflos empfindet. Der betroffene Mensch könnte erkennen, dass er eigene Möglichkeiten besitzt, etwas für sich zu tun. Er könnte aus der passiven Rolle in eine aktive Rolle wechseln, was sehr motivierend und stärkend ist. Diese Einrichtung ergänzte die medizinischen oder alternativen Maßnahmen, die der Mensch für den Genesungsprozess für sich ergreifen möchte. Vielfältige Angebote zur Gesundheitsförderung stünden den suchenden Menschen zeitnah zur Verfügung. Es gäbe eine Betreuung ohne lange Wartezeiten, und mögliche Hemmungen würden durch Herzlichkeit und Zuwendung genommen. In meiner Einrichtung würden die Menschen motiviert und unterstützt, sich konstruktiv zu reflektieren, an sich zu glauben und eigenständig Perspektiven zu entwickeln. Diese wundervolle Einrichtung gäbe Menschen Impulse, ihren Weg zu finden und zu gehen. Das „Laufen“ übernähmen sie schließlich selbst, mit großer Motivation und einem gestärkten Glauben an sich selbst.

Der Fokus im Leben sollte immer auf WELLness (gute Gesundheit, Wohlbefinden) und nicht auf ILLness (Krankheit) liegen. Denke daran: Die Energie folgt der Aufmerksamkeit. Das, worauf du deine Aufmerksamkeit richtest, erhält Energie.

Anita Moorjani, die einst selbst sehr krank war und durch eine Nahtoderfahrung wie durch ein Wunder geheilt wurde, hat im Zuge dieses Erlebnisses die Zusammenhänge von Menschsein und Krankheit verstanden und berichtet in Vorträgen über ihre Erkenntnisse.
Sie gibt Impulse und motiviert Menschen, die durch eine Krankheit gehen, sich folgende Fragen zu stellen, um zu reflektieren und möglicherweise ihrem Leben eine neue Ausrichtung zu geben.

Frage dich!

- Gab es kürzlich ein Trauma in meinem Leben, unter dem ich litt oder leide?
- Will die Krankheit mich aufwecken? War ich auf einem für mich ungesunden, unstimmigen Lebensweg unterwegs?

- Fühle ich mich einsam?
- Gibt es Menschen in meinem Leben, die mich lieben?
- Gibt es Menschen in meinem Leben, die ich liebe?
- Verbringe ich ausreichend Zeit mit diesen Menschen?

- Hat mein Leben einen Sinn, ein Ziel, eine Bestimmung?
- Was ist mein Ziel, meine Bestimmung?
- Habe ich mein Leben geliebt, bevor ich krank geworden bin?

- Liebe ich mich selbst?

- Was würde ich, vorausgesetzt, ich liebe mich selbst, mit meinem Leben machen?

- Wer sind die Menschen in meinem Leben, die meine Energie rauben?

- Wer sind die Menschen in meinem Leben, die meine Stimmung heben und mich glücklich machen?

- Was bringt mich zum Lachen?
- Was bringt mir Freude?

Meine Wegweiser für ein gesundes Leben

- Sei achtsam und liebevoll mit dir. Verurteile dich nicht selbst.
- Sag NEIN zu dem, was dir nicht entspricht.
  Wo sagst du JA und meinst tief in dir NEIN?
- Lass los, was nicht deins ist.
- Lerne, zu empfangen.
  Lerne, von anderen Menschen oder vom „Universum“ Lob, Würdigung, Aufmerksamkeiten usw. zu empfangen und anzunehmen.
  Du hast es verdient. Du bist wertvoll.
  Ein wahres Geschenk von Herzen ist immer bedingungslos, du musst dafür nichts zurückgeben. Geben und Nehmen regeln sich von ganz allein.
- Mache das, was dir Freude bereitet. Mache mehr davon!
  Tue dir täglich etwas Gutes.

- Umgib dich mit Menschen, die deine Entscheidungen unterstützen. Umgebe dich mit Menschen, die dir guttun, die dich inspirieren. Schaffe dir positive, motivierende Vorbilder.
- Unterstütze deinen Körper in der physischen Heilung mit der Behandlung, die für dich erforderlich erscheint, sei es die Schulmedizin, Naturheilverfahren, Ernährung oder andere Möglichkeiten.
- Nimm dir Zeit für dich.
  Du bist der wichtigste Mensch in deinem Leben.
  Spüre in dich hinein. Nimm mögliche Impulse oder Gefühle achtsam wahr.
- Nimm dir Zeit für Ruhe, Erholung und Schlaf.
- Übe, Vertrauen zu entwickeln, dass alles, was dir geschieht, einen höheren Sinn hat und zu deinem höheren Wohl ist. Auf einer anderen Ebene bist du immer vollkommen, gesund und geliebt.
  Sprich laut aus „Ich entscheide mich für das Vertrauen und damit gegen den Zweifel".
  Sprich laut aus „Ich entscheide mich für die Liebe", wenn die Angst kommt.
- Transformiere deine Ängste und andere Emotionen mit traumatischem Hintergrund mithilfe von Klopfakupressur.
- Finde Menschen deines Vertrauens, denen du belastende Gedanken erzählen kannst. Schreib es auf. Lass den Schmerz „raus".
- Lerne, dich selbst anzunehmen und zu lieben.
  Stell dich vor den Spiegel und sag dir mehrmals am Tag beim Blick in die Augen, dass du dich liebst.
  Liebe dich selbst, als würde dein Leben davon abhängen. Denn das tut es. (Zitat von Anita Moorjani)
- Erde dich in der Natur.
  Nimm die Schönheit der Natur und die große Güte von Mutter

Natur achtsam wahr.
Erden kannst du dich durch das Gehen und Laufen auf Waldboden, mit Schuhen oder barfuß.

- Bewegung tut gut und entfaltet Glücksgefühle. Gehe spazieren, walken, laufen. Mache Yoga, Qigong, schwimme oder tanze. Finde heraus, was du magst, und versuche, es regelmäßig in deine Woche einzubauen.
- Lerne, für dich zu sorgen.
  Mache es nicht dem Außen recht, sondern dir selbst. Du bist dein wichtigster Freund in deinem Leben, also behandele dich auch so. Merk dir den Satz: Ich entscheide mich nicht gegen dich, sondern FÜR MICH.
- Programmiere dein Unterbewusstsein mit neuen Überzeugungen durch Affirmationen und insbesondere mithilfe von Afformationen.
- Lache sooft wie möglich und am besten auch über dich selbst. Lachen und Humor sind befreiend.
- Verinnerliche, dass das Leben ein Geschenk ist. Lebe jeden Tag bewusst und mit Dankbarkeit.
- Manche Herausforderung im Leben erweist sich später als Geschenk.

Oberste Priorität

- Lebe dich selbst. Sei immer du selbst.
  Finde heraus, wer du bist. Du bist einzigartig.
  Finde heraus, was dich erfüllt. Was ist deine Bestimmung in diesem Leben? Was ist deine Mission? Was willst du hier auf der Erde ausdrücken? Wofür bist du hier?
  Denke immer daran, dass du hier auf der Erde noch zu tun hast und

gebraucht wirst.
Schaffe dir Ziele!

Besonders wichtig

- Wirf diese ganzen Aspekte auch mal über den Haufen!
  Sei nicht so streng mit dir!
  Mache, was dir guttut … und mache mehr davon.
  Du hast immer das Beste verdient.
- Wenn du mal wieder das Gefühl hast, nicht weiterzukommen, und wenn dir alles zu viel wird …, dann versuche, loszulassen. Ich kenne dieses Gefühl sehr gut. Das Gefühl erscheint so bedrückend, aber es ist in Ordnung und es darf da sein. Lass einfach da sein, was ist. Du musst gar nichts tun. Versuche, zu vertrauen. Gib dir Zeit. Sei freundlich zu dir! Was würdest du deiner besten Freundin in dieser Situation raten?
- Man muss nicht immer einen Grund haben, um glücklich zu sein. Man kann es auch einfach so sein. (Zitat von Christina von Dreien) Entscheide dich dafür, glücklich zu sein. Einfach so!

5

Meine Erfahrungen auf dem Prüfstand

Die Diagnose Diabetes Typ 1 meines Sohnes als erneute Herausforderung

Das Leben steckt voller Herausforderungen. Ich weiß, dass ich an Herausforderungen wachse, doch kenne ich auch das Gefühl, dass mir alles zu viel wird und mich meine Kraft verlässt. Aber ich weiß, dass wir Menschen alle über ungeahnte Kräfte verfügen, und so geht es immer weiter und ich schöpfe mithilfe der Natur, der Familie und anderer meiner Quellen neue Kraft.

Viereinhalb Jahre nach meiner Diagnosestellung, die mich und meinen Weg so nachhaltig prägte, erkrankte mein damals neunjähriger Sohn an Diabetes Typ 1. Die Schulmedizin beschreibt die Krankheit als unheilbar. Der betroffene Mensch wäre demnach für immer vom künstlich zugeführten Insulin abhängig.
Wir lebten als Familie zu der Zeit gerade seit knapp drei Monaten in unserem neuen Zuhause in der Schweiz, in die wir für einige Jahre gezogen waren. Wir lebten also in einem ganz neuen Umfeld mit neuen Begebenheiten und auch etlichen Herausforderungen, die uns seit dem Umzug heimsuchten, die wir so nicht hätten vorhersehen können.
Nun erkrankte auch noch unser Kind. Wir konnten es schwer mit dem Verstand begreifen. Anfangs waren wir traurig und erschöpft und begannen nach dem ersten Schock und dem Funktionieren, langsam zu realisieren, welche große Herausforderung da nun erneut in unser Familienleben eingezogen war. Diese betraf in erster Linie unseren Sohn, aber natürlich waren wir als Eltern unmittelbar betroffen und wollten unser Kind auffangen und ihm mit aller Liebe und Kraft zur Seite stehen. Der Diabetes würde Luis' und unser aller Leben in verschiedenster Hinsicht beeinflussen, das war klar.
Neben der anfänglichen Ohnmacht und meiner Erschöpfung gewann ich schnell meine Stärke wieder. Ich hatte eine innere Ruhe in mir und ich war mir von Beginn an darüber bewusst, dass uns das Leben in

Form dieser Krankheit wieder etwas sagen wollte. Es gab ein Vertrauen in mir, dass, so fordernd und unbegreiflich es jetzt für uns war, die neue Herausforderung einen Sinn hatte, auch wenn mir dieser noch lange nicht klar war.
Luis selbst war entspannt, nahm die Situation an und lebte einfach im Moment. In seinem Krankenhausaufenthalt hatte er durchaus Freude, er erlebte jede Menge Neues. Er sprach davon, dass es interessant sei, einmal alles im Krankenhaus kennenzulernen. Generell ist er ein sehr offenes und neugieriges Kind. Schließlich lernte Luis das Blutzuckermessen und übte sich selbstständig im Spritzen von Insulin. Was sich für ihn im Alltag ändern würde, beeinträchtigte ihn „im Moment" noch nicht, alles andere war aufregend und neu.
Genau wie Luis nahm ich diese große Herausforderung an. Der Diabetes begleitete uns fortan in unserem Leben und mich auch nahezu in jeder Minute in meinen Gedanken.
Mein Ziel war es, den Alltag für Luis so angenehm und natürlich wie möglich zu gestalten. Damit setzte ich mich extrem unter einen Druck, dem ich nicht standhalten konnte. Die Daueranspannung und den Schlafmangel des ersten halben Jahres spiegelte mir mein Körper mit Symptomen wie andauernden Kopfschmerzen wider. Es war ein Zeichen, unbedingt achtsamer mit mir umzugehen, das ich ernst nahm. Auch wenn es mir bewusst ist, dass ich nur gut für Luis sorgen kann, wenn ich gut für mich sorge, ist es doch im Falle des eigenen Kindes nicht immer leicht, loszulassen.
Ich habe das Loslassen geübt und mich mehr ins Vertrauen gegeben. Trotz der großen Strapazen, die der Diabetes für Luis und für uns als Familie bedeutete, hatte ich immer im Hinterkopf, dass auch diese Krankheit eine Botschaft mit sich brachte. Ich begann, mich auf Ursa-

chenforschung zu begeben. Dazu gehörte es, die ganze Familie miteinzubeziehen.
Auf diesem Weg befinden wir uns derzeit und ich kann auch hier wieder beschreiben, wie bereichernd und entwicklungsfördernd die Reflexion von Prägungen, Mustern und dem eigenen Verhalten neben all dem aufkommenden Schmerz und dem Mühen auch sein kann.
Eine körperliche Erkrankung mit all ihren Aspekten ist nach wie vor eine echte Herausforderung, die jedoch mit Abstand und ehrlicher Reflexion betrachtet auch positive Aspekte mit sich bringen oder nach sich ziehen kann. Das ist meine Überzeugung.

Das Schreiben dieses Buches als Herausforderung. Konfrontation mit alten Ängsten, Gefühlen und körperlichen Symptomen

Dass ich dieses Buch schreiben wollte, spürte ich recht bald nach Beendigung der akuten Krebstherapie. Erst einmal wollten da jedoch viele Bilder und Farben aus meinem Inneren heraus ans Tageslicht. So verbrachte ich viel Zeit an meiner Staffelei. Zeit mit vielen Gedanken. Parallel dazu las ich viel und ich hörte Podcasts von inspirierenden Menschen. Ich tauschte mich in guten Gesprächen mit meinen „Lehrern“ aus. Überall sammelte ich Mosaiksteinchen für mein neues Verständnis und damit eben auch für mein Buch. Oftmals hatte ich den Impuls, meine neuen Erkenntnisse, Erfahrungen und Eingebungen an andere Menschen weiterzugeben. Ich wollte manchmal regelrecht nach draußen schreien, was ich endlich kapiert hatte. Mir wurden diese großen Zusammenhänge von Prägungen und gesellschaftlichen Mustern klar, und zunehmend beobachtete ich, wie geprägt jeder einzelne Mensch in vielfältiger Weise zu sein schien. Immer öfter fand ich mich in Situationen wieder, in denen ich mit Menschen sprach, die viele Fragen an mich hatten, die sich für meine Entwicklung und meine Erkenntnisse interessierten, die sich öffneten und hinter ihrer Fassade selbst einen Menschen entdeckten, der meine Impulse aufzusaugen schien. Es waren oft Situationen, in denen ich nicht erwartet hätte, dass sie eine derartige Tiefe an Gesprächen hervorbrachten. Ebenso war ich überrascht, welche Menschen sich ehrlich öffneten und zum Nachdenken angeregt wurden. Ich freute mich sehr darüber, dass mein Rat oftmals von Frauen gefragt war und ich ein wundervolles Feedback bekam. Scheinbar konnte ich ihnen mit meiner Art, meinen Erkenntnissen und meinem Vorleben tatsächlich helfen. Es erfüllte mich, für andere wirken zu können und andere Menschen durch mein Sein und meine Erfahrungen unterstützen zu dürfen.

So verging eine ganze Zeit, in der ich weitere Erfahrungen sammelte, in der ich meinen Weg weiter beschritt, immer mit der Intention im Kopf, bald ein Buch zu schreiben. Schließlich begab es sich, dass wir als Familie beschlossen, für einige Jahre in die Schweiz zu ziehen. Neben anderen guten Gründen, diesen Schritt zu gehen, witterte ich meine Chance, dort in Ruhe und Abgeschiedenheit, gespickt von guter Bergluft und herrlicher Natur, endlich mein Buch zu verfassen.
Voilà, so ist es geschehen. Just in diesem Moment schaue ich in die schneebedeckten Berge und sehe die Sonne hinter den Berggipfeln untergehen. Ich bin sehr dankbar für die Möglichkeit, ein solches Panorama vor den Augen zu haben. Einst hatte ich mir sehnlichst gewünscht, mein Buch in Freiheit und in Ruhe schreiben zu können. Dieser Wunsch hat sich erfüllt. Ich lächele in mich hinein und denke daran, dass unsere Gedanken unsere Realität erschaffen.

Mir ist es sehr wichtig, im Hier und Jetzt zu leben. Aber natürlich habe ich Visionen für meine Zukunft und ich erkenne, dass meine Vergangenheit und meine Erfahrungen mich zu dem Menschen gemacht haben, der ich heute bin. Doch ich möchte nicht, dass meine Zukunft meiner Vergangenheit entspricht, und so finde ich es wichtig, die Vergangenheit loszulassen. Wenn Gedanken die Realität gestalten, dann gestalten Gedanken an die Vergangenheit eine entsprechende Zukunft. Auf diese Weise ändert sich nichts.
Um jedoch dieses Buch schreiben zu können, mache ich bewusst einen großen Ausflug in meine Vergangenheit. Ich berichte von meinen Erfahrungen und Erkenntnissen und bemühe mich, mir immer wieder ins Bewusstsein zu rufen, dass sich alles um meine abgeschlossene Vergangenheit handelt. Diese muss ich betrachten und miteinbeziehen, wenn ich aufzeigen möchte, was Prägungen und Rollen mit einem Menschen machen können. Ich möchte anderen Frauen mithilfe meines Beispiels und meiner Entwicklung helfen, durch eine schwere Zeit zu gehen, und ihnen das Gefühl geben, nicht allein zu sein. Ich möchte Frauen Impulse zum Nachdenken geben und ihnen zeigen, wie wertvoll und wunderbar sie sind. Dazu bedarf es meiner eigenen erlebten und gefühlten Geschichte.

Beim Schreiben über die vielen Monate beobachtete ich, dass mir sehr viele Begebenheiten in meiner Geschichte sehr nah gingen. Unterschiedlichste Gefühle begleiteten mein Schreiben. Ich wurde mit alten Ängsten konfrontiert, es zeigten sich viele körperliche Symptome, die ich auch aus akuten Therapiezeiten kannte. Dass sich diese Symptome parallel zum Schreiben einstellten, zeigte mir wieder einmal, dass die Energie unserer Aufmerksamkeit folgt. Immer wieder kam es mir vor, als würde ich auf die Probe gestellt, ob ich denn das, was ich schreibe, auch wirklich meine und lebe. Ich beobachtete mich selbst gut und erkannte, dass ich ein neues Bewusstsein für mich, für die Dinge, die geschehen, entwickelt hatte. Ich lebe viel mehr im Vertrauen darauf, dass alles, was in meinem Leben geschieht, auf einer höheren Ebene richtig für mich ist. Ich nehme meine Herausforderungen an. Wenn ich mich geschwächt fühle und Zweifel kommen, nehme ich diese an und ich bin nicht mehr streng mit mir. Nicht immer einfach auszuhalten, aber sehr richtig ist die Erkenntnis, dass das Durchhängen und Stagnieren auch da sein dürfen und in meine Entwicklung gehören. Dass ich über den Dingen stehe, ist ganz und gar nicht der Fall. Ich habe meine Höhen und meine Tiefen. Es geht immer wieder auch Schritte zurück. Dafür bin ich Mensch und lerne hier auf Erden immer weiter dazu. Ich bin aber sehr dankbar, die Zusammenhänge von Menschsein und Leben immer ein bisschen besser zu verstehen. Auf meine Art. Es ist mein Verständnis. In diesem Buch geht es um meinen Weg mit meinen Herausforderungen. Vielleicht erkennst du dich als Leser auch darin wieder. Jeder Mensch hat seine eigene Geschichte, die tief geht und berührend ist.

Ich danke dir von Herzen für deine Aufmerksamkeit und deine Liebe. Wir alle kommen aus der Liebe und Liebe verbindet alles.

♡

6.
Ausblick und Dank

Ein Friedensappell

Ich wünsche mir Frieden auf der Erde. Mein Sohn wünscht sich Frieden auf der Erde. Viele von uns Menschen wünschen sich Frieden auf der Erde. Wie oft habe ich von meiner Oma und anderen Menschen gehört: Sei froh, dass du im Frieden lebst.
Wenn ich das globale Weltklima betrachte, bekomme ich Angst. Es herrscht kein Frieden da draußen. Viele Bilder kommen mir in das Bewusstsein.
Doch die Zustände auf der Erde werden sich nicht dadurch verändern, dass wir passiv dasitzen, uns gegenseitig darin bestärken, wie krank und wahnsinnig das ist, was passiert, und wir im nächsten Schritt Schuldige dafür suchen und dabei vergessen, dass wir alle als Teil der Weltbevölkerung für die Erde verantwortlich sind.
Wir sollten verstehen, dass äußerer Frieden zuerst inneren Frieden voraussetzt. Frieden meint Zufriedenheit. Zufriedenheit eines Menschen, einer Gesellschaft mit sich selbst.
Viele Menschen haben diesen Frieden verloren. Sie suchen im Außen ihre Wahrheit und wenden den Blick vom eigenen Inneren ab. Wie fremdbestimmt. Der Weg zum eigenen Herzen ist verbaut oder gar nicht mehr gewünscht. Liebe und Selbstliebe werden nicht gelebt. Liebe in Form von Dankbarkeit, Freude, Akzeptanz, Vergebung, Mitgefühl oder Ehrlichkeit sind nicht gefüllte Worthülsen.
Eine Gesellschaft, die ihre natürlichen Wesenszüge des Menschseins verliert, entwickelt destruktive Zustände, wie wir sie heute kennen.
Der Schlüssel für den Frieden sind wir Menschen selbst auf der Erde. Alle. Wir können der Gewalt auf Erden mit Liebe begegnen, indem wir uns wieder mit unseren Herzen verbinden. Wenn wir uns selbst

wieder spüren, aus dem Herzen heraus leben, entfachen wir ein Feuer der Liebe, das die noch verschlossenen Herzen berührt und ins Licht bringt. Es ist Zeit, dass wir der Gewalt auf der Erde mit Liebe begegnen und aus dem Herzen heraus leben.

»Friede ist kein plötzlicher Zustand,
der einfach so entsteht.
Friede ist eine Entscheidung –
von jedem einzelnen Menschen,
sich ausweitend auf alle Länder.
(Christina von Dreien)

Der erste Schritt für eine Veränderung hin zum Frieden besteht darin, dass wir uns selbst ändern. Wenn wir unser Denken ändern, ändern sich auch unser Fühlen und unsere Handlungen.
Nicht die Erde ist das Problem, sondern unser kollektives Denken und Handeln als Gesellschaft. Unser derzeitiges vom Herzen getrenntes Denken und Handeln zeigt uns im Hinblick auf das Weltklima, wo wir stehen. Ohne Erinnerung an unsere eigene Größe, an unsere Selbstbestimmung und die Verbundenheit mit unserem Herzen, ohne Veränderung unseres Denkens und Handelns werden wir nicht weiterkommen. Gewalt führt zu immer mehr Gewalt.

Mein Appell richtet sich an alle Menschen! Findet, fühlt und öffnet eure Herzen!

Ich danke euch, ich danke DIR!
Von Herzen!
♡

Ein JA zu uns und dem Leben
Krebs im Individuellen, Corona im Großen

Ich stecke gerade in den Endzügen des Schreibens dieses Buches und es ist die Zeit, in der das Corona-Virus immer bekannter und für das altbekannte Leben in unserer Gesellschaft und auf dem Erdball immer bedrohlicher wird.
Plötzlich ist für unsere Gesellschaft und viele weitere Teile der Weltbevölkerung nichts mehr wie noch vor wenigen Monaten. Corona legt alles lahm, mit rationalen Analysen kommen wir Menschen plötzlich nicht mehr weiter. Es geschieht etwas mit uns. Mit einer ganzen großen Menschheit. Wie fremdgesteuert und mit großem Kontrollverlust. Ein großer Unglaube ist zu spüren. Eine große Hilflosigkeit hält Einzug.
Ich möchte hier zurückblicken auf den Anfang meines Buches. Im Prolog beschreibe ich, wie es sich anfühlt, wenn dir als Mensch gesagt wird, dass du an der bedrohlichen Krankheit Krebs erkrankt bist, und du dich fühlst, als wärest du im freien Fall. Du fühlst dich wie betäubt, wobei die Außenwelt, die Natur, das Leben weiter pulsieren und wie gewohnt ihren Lauf nehmen. Als erkrankter Mensch steht deine Welt für eine Zeit still und du siehst wie von einer Metaebene, dass das Außen plötzlich nichts mehr mit dir und deiner Situation zu tun hat.
Jetzt empfinde ich es so, als wäre unsere Gesellschaft in ihrem System erkrankt. Sie war bereits vor Corona sehr krank, genau betrachtet war es offensichtlich. Jetzt ist da die vermeintliche Krise. Unsere Ge-

sellschaft wirkt länderübergreifend wie im freien Fall, ohne Kontrolle. Niemand weiß zum heutigen Zeitpunkt, wie es wirklich weitergehen wird. Viele Menschen fühlen sich ohnmächtig und fremdbestimmt. Nichts ist mehr, wie es vor Kurzem noch war. Eine neue Nachricht mit einschneidenden Veränderungen für das öffentliche und das soziale Leben folgt der nächsten. Ich empfinde es wie ein Herunterfahren, wie einen shut down von allem, was wir vorher als unsere Wirklichkeit und unser Leben empfunden haben. Das Raster, das uns Menschen eine vermeintliche Sicherheit gegeben hat, in dem wir uns orientiert haben und alles als das Wahre angenommen haben, egal, in welcher Form wir darin vielleicht auch verzweifelt und ausgebrannt sind, bricht gerade zusammen.

Doch blicke ich in die Natur, geht alles seinen gewohnten Gang. Die Vögel fliegen, der Bach plätschert, die Sonne strahlt. Durch die eingeschränkten Umstände von Corona, wie z. B. weniger Reisen und weniger Flüge, atmet die Erde sogar mit weniger Luftverschmutzung deutlich auf. Einen vergleichbaren Klimaschutz gab es bisher nicht.

So wie der Krebs für mich ein großer Wake-up-Call war, können wir auch aus dem Corona-Phänomen neben den großen schmerzvollen Erfahrungen positive Aspekte schöpfen, so wir diese für uns annehmen und erkennen können. An dieser Stelle möchte ich unbedingt zum Ausdruck bringen, dass mir die Ernsthaftigkeit des Ausmaßes der betroffenen Menschen durchaus bewusst ist, dass ich all das große Leid und den Schmerz, den dieses Virus und die Begleitumstände den Menschen bescheren, sehe und großes Mitgefühl und Respekt für alle stark persönlich betroffenen Menschen empfinde. Auch ich bin im engen Familienkreis unmittelbar betroffen. Es gibt unzählige Einzelschicksale, sei es gesundheitlich, wirtschaftlich und individuell.

Ich sehe aber auch die Chance, dass jeder einzelne Mensch durch die-

se erzwungene Entschleunigung und durch das irrationale Geschehen wieder mehr zu sich selbst finden kann. Ich sehe die große Möglichkeit, dass sich die Werte und Normen und die Verhältnisse von Macht und Menschlichkeit in der globalen Gesellschaft neu ordnen und wir die Chance bekommen, uns selbst, unsere Beziehungen zu Menschen und zur Natur mehr schätzen zu lernen, und dass wir als Menschen mehr eigenverantwortliches und kritisches Denken und Handeln übernehmen. Ich sehe die Chance, dass die Menschen mehr in ihr Herz gehen und ein größeres Bewusstsein für ihre wahren Werte entwickeln.
Was für mich der Krebs war, ist für unsere Gesellschaft in gewisser Weise Corona. Viele innere Glaubenssätze und das Ja-Sagen zu etwas, zu dem wir Nein denken, das Funktionieren und dabei das Ausbrennen machen krank und schlagen Alarm. Beim Krebs sind es die Zellen des Systems unseres Körpers, bei Corona bricht ein ganzes Welt- und Wertesystem in seinen vielfältigen Ebenen zusammen. In beiden Fällen ist das System krank und wird heruntergefahren. Eine Ohnmacht ist das Resultat. Wir werden ganz individuell mit unseren eigenen Ängsten konfrontiert.
Im Einzelnen haben wir für uns immer die Möglichkeit, uns dafür zu entscheiden, die Dinge, die wir nicht ändern können, anzunehmen, zu spüren, was sie uns sagen wollen, und einen inneren Frieden in uns selbst zu finden. Wir können ehrlich zu uns selber sein und fühlen, was wir brauchen und was wir für uns selbst und andere geben können. So können wir Schöpfer sein und uns aus der Opferrolle befreien.

Jeder Einzelne von uns ist ein wundervolles Wesen mit einem eigenen Denken, einer eigenen individuellen Schönheit und vor allem mit einem großen Herzen ausgestattet. Wir leben auf diesem wunderschönen Erdball mit einer großartigen Natur, die uns viel lehrt und die uns nährt. Was für ein großartiges Geschenk, hier zu leben und zu sein. Wir sind alle verbunden und wir alle tragen in uns eine Kraft und ein Licht, mit dem wir die Welt heller, schöner und friedlicher machen können. Lasst uns alle daran erinnern. Ich bin überzeugt, dass inneres Gleichgewicht auch zu äußerem Gleichgewicht führt. Das ist unsere Chance als Gesellschaft und als Individuum.

Ich bin fest davon überzeugt, dass das Leben mit all seinen Herausforderungen schön ist!

♡

7.

Danke

Ich danke dir dafür, dass du dir die Zeit für mein Buch genommen hast, und ich freue mich, wenn ich dir helfen darf, wieder mehr in dein Herz zu spüren. Ich hoffe von Herzen, dir Impulse damit geben zu können, zu erkennen, wie wundervoll und wertvoll du bist. Höre auf dein Herz. Dein Herz ist dein bester Kompass. Du hast alles in dir, was dir den Weg weist. Wenn du dir Ruhe nimmst und ganz tief und ehrlich in dich und in dein Herz hineinspürst, dann weißt du, wer du bist, was du willst und welcher dein Weg ist, was richtig und gut für dich ist und inwiefern du von deinem Weg abgekommen bist. Ich wünsche dir, dass du vertrauensvoll deinen Weg gehst und dein Licht in den hellsten Tönen scheinen lässt. Du bist einzigartig. Du bist besonders. Ich danke dir. Von Herzen.
♡

PS: Erinnerst du dich an den benannten Stolperstein? Wo wärst du in fünf Jahren ohne den Stolperstein, wenn du ganz ehrlich zu dir selber bist? Welche Geschenke offenbaren sich durch diesen Stolperstein? Vielleicht erahnst oder siehst du sie bereits. Vielleicht siehst du sie später. Ich bin überzeugt, sie zeigen sich dir.

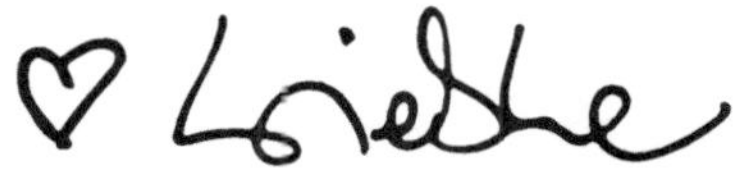

8.

Meine Literaturnachweise und Literaturempfehlungen

Einige der aufgeführten Bücher waren phasenweise enge Begleiter, Vertraute und Segensbücher für mich. Diese Bücher konnte ich an Freunde und Bekannte weiterempfehlen, aber niemals ausleihen, da ich spontan oftmals etwas nachschlagen wollte. Die Bücher waren mir wahre Freunde und Unterstützer in meinen Zeiten nach der Krebsdiagnose.

Einige dieser Bücher sind meine Lehrer in Zeiten der Krise gewesen und sie haben meine Erkenntnisse, Verständnisse und meine heutige Weltanschauung und meine Annahme allen Seins geprägt. Sie haben mir geholfen, meine Wahrnehmung zu stärken und meine eigene Wahrheit zu erkennen und zu leben. Ich bin sehr dankbar für diese Literatur.

Auch habe ich viele Lehrer im „summit flow" des Basler Psi-Vereins gefunden. Großartige Beiträge verschiedenster Menschen werden jährlich zeitweise kostenlos im Internet zur Verfügung gestellt: www.flowsummit.net

- Bohne, Michael: Bitte klopfen, Heidelberg: Carl-Auer Verlag 2016.

- Coué, Émile: Die Selbstbemeisterung durch bewusste Autosuggestion, Basel: Schwabe 2012.

- Dispenza, Dr. Joe: Du bist das Placebo. Bewusstsein wird Materie, Burgrain: KOHA-Verlag 2016.

- Dreien, von Bernadette: Zwillinge als Licht geboren, Rheinau: Govinda 2018.

- Eybl, Björn: Die seelischen Ursachen der Krankheiten, Wien: Ibera 2018.

- Franckh, Pierre: Wünsch es dir einfach aber richtig, Burgrain: KOHA-Verlag 2016.

- Hay, Louise: Spiegelarbeit. Heile dein Leben in 21 Tagen, München. Heyne 2018.

- Kabat-Zinn, Jon: Im Alltag Ruhe finden, Freiburg im Breisgau: Herder Spektrum 2006.

- Kabat-Zinn, Jon: Stressbewältigung durch die Praxis der Achtsamkeit, Freiburg im Breisgau: Arbor Verlag 2014.

- Kuby, Clemens: Unterwegs in die nächste Dimension. Meine Reise zu Heilern und Schamanen, München: Arkana 2008.

- Lemole, Dr. Gerald, Dr. Pallav Mehta und Dr. Dwight McKee: After Cancer Care, New York: Rodale 2016.

- Millmann, Dan: Die universellen Lebensgesetze des friedvollen Kriegers, München: Ansata, Heyne 2005.

- Millmann, Dan: Die Lebenszahl als Lebensweg. Wie wir unsere Lebensbestimmung erkennen und erfüllen können, München: Ansata Heyne 2007.

- Millmann, Dan: Die Goldenen Regeln des friedvollen Kriegers, München: Ansata Heyne 2008.
- Moorjani, Anita: Heilung im Licht. Wie ich durch eine Nahtod-erfahrung den Krebs besiegte und neu geboren wurde, München: Arkana 2012.
- Moorjani, Anita: Finde deinen Himmel auf Erden. Warum wir nicht sterben müssen, um Liebe und Einheit zu erfahren, München: Arkana 2016.
- Strelecky, John: Das Café am Rande der Welt. Eine Erzählung über den Sinn des Lebens, München: dtv 2007.
- Strelecky, John: Wiedersehen im Café am Rande der Welt. Eine inspirierende Reise zum eigenen Selbst, München: dtv 2015.
- Tolle, Eckhart: Leben im Jetzt, München: Goldmann 2014.
- Zurhorst, Eva-Maria: Liebe dich selbst und es ist egal, wen du heiratest, München: Goldmann 2009.
- Zurhorst, Eva-Maria: Liebe dich selbst und freu dich auf die nächste Krise, München: Goldmann 2011.

Über die Autorin

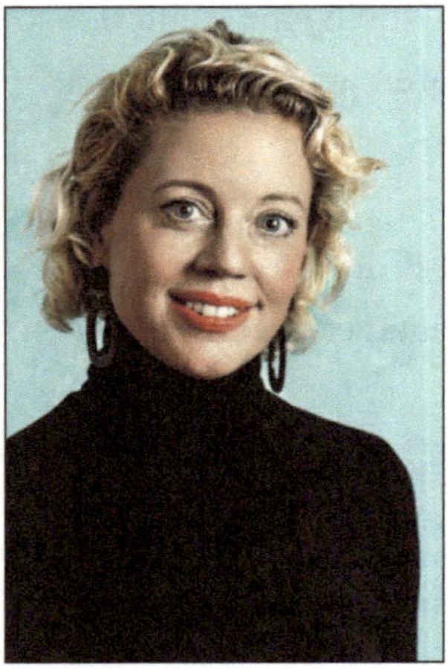

Wiebke Riekenberg ist 1975 in Norddeutschland geboren. Sie ist verheiratet und Mutter eines Sohnes. Wiebke ist Pädagogin, Malerin und Herzensbotschafterin. 2014 wurde bei ihr Brustkrebs diagnostiziert. Der Krebs hat Wiebke auf eine große Entwicklungsreise geführt, deren Erfahrungen und Erkenntnisse sie liebt, lebt und mit Menschen teilt. Im Fokus stehen für Wiebke Menschen. Ihr Ziel ist es, Menschen in ihre Kraft und ins Vertrauen zu bringen und sie daran zu erinnern, wie einzigartig, wie wertvoll und wundervoll sie sind. Wiebke arbeitet mit Frauen und Kindern u. a. erfolgreich mit der Klopftechnik, um belastende Emotionen zu verändern.

Heute lebt Wiebke mit ihrer Familie in der Schweiz.